善待細胞，可以活得更好

Kindly treat the cells:
The art of getting well

【經典十年暢銷版】

李豐 醫師◎著

善待細胞，可以活得更好

目錄

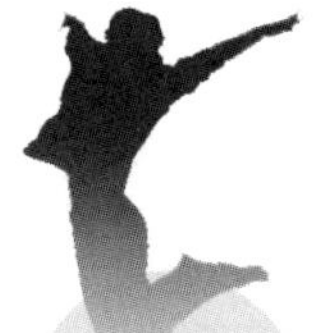

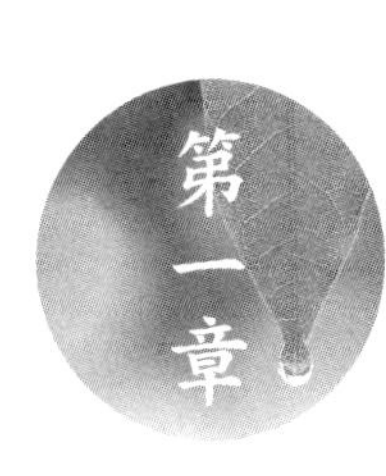

善待細胞，身體就會越來越好

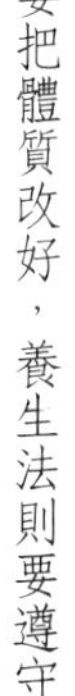

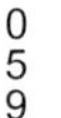

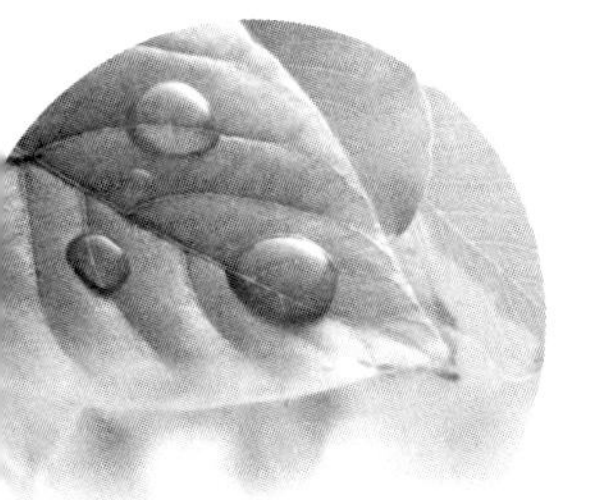

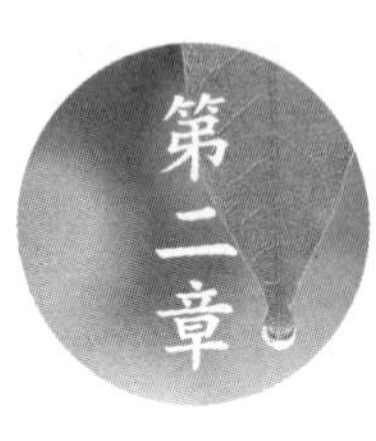

正確飲食，當地、當季、原味最好

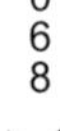
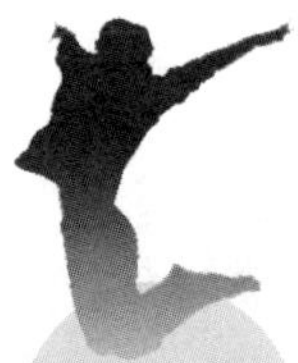

第三章

持續運動，要健康就要讓細胞動起來

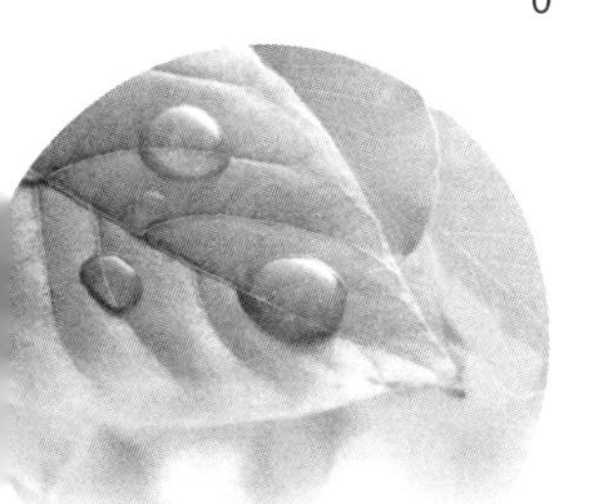

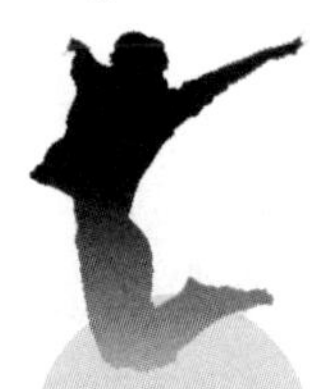

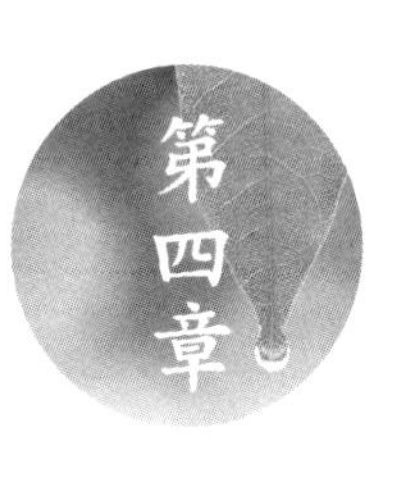

生活規律，細胞會回饋給你好身體

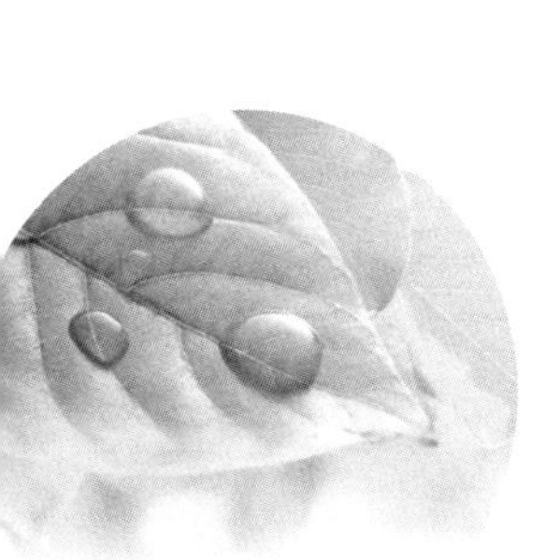

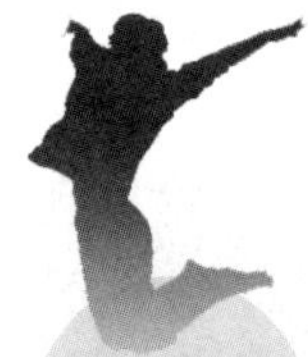

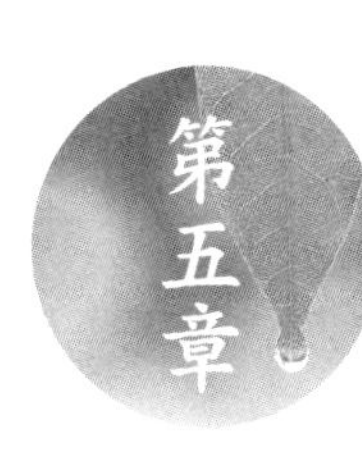

第五章

正面思考，自愛助人健康又快樂

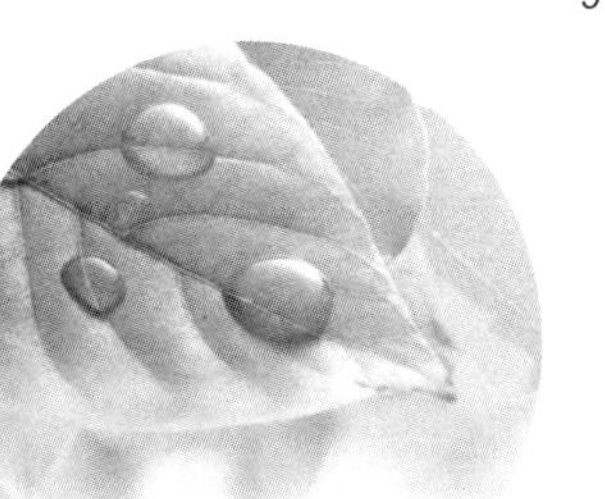

第六章

活力久久，惜福知足、走也自在！

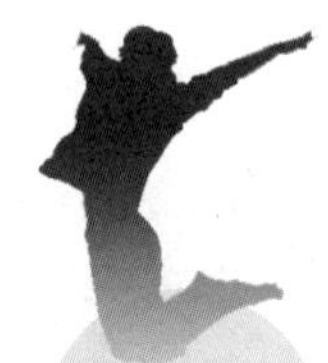

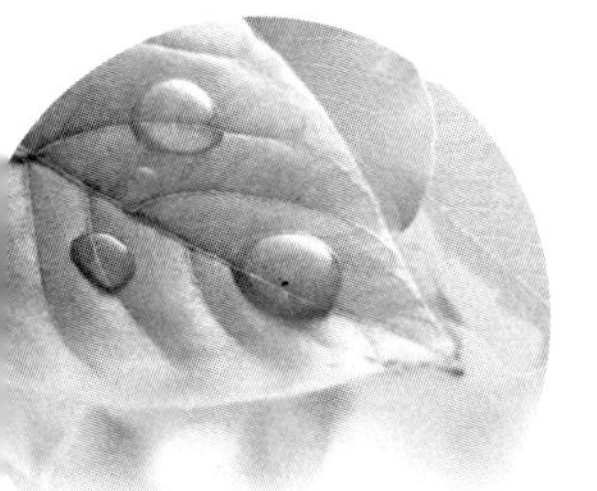

〔專文推薦1〕

創造健康、自在又快樂的生命

◎何美鄉

你如何解讀自己的過往，就會如何塑造你的未來。

——艾瑞克·蘭斯德（Eric Ransdell）

如果沒有罹患癌症，可能就不會有今天我們認識的李豐。

台大醫學系畢業的李豐出國深造，她如臨雲霄的菁英學程卻在最後階段因罹患癌症而中斷。之後，她歷經了多數凡人生命中都會有的種種挫折與苦澀；不同的是她可以在跌跌撞撞的歷程裡，歸納出生命中成功與失敗的法則。她的成敗，事關生命是否延續。最終，她活下來，在制服了她「體內的癌細胞」之後，李豐醫師更臻入化境的提煉出生活哲

學。從了解細胞的運作開始、爾後融入飲食調整與運動修身、最後進入靈修養性的健康生活意境。現在她為我們道出她成功的生命故事，與我們分享心得，那無疑的是一個健康、自在、快樂的生命故事。

雖然，一個人的成功故事，不能被當成科學法則，但面對老化病痛的諸多醫學科學極限，人類的最好選擇，就是合理的推論，從成功案例中歸納可能的關連。

此時正值二十一世紀的第一個十年末期，二次大戰後嬰兒潮世代正逐漸步入中老年期，而當下醫學的科學極限仍未能擁有那顆返老還童的特效解藥。嬰兒潮世代，創造了諸多戲劇性的歷史先例，科技突破、經濟起飛、網路資訊蓬勃，此時他們雖可安然享受終生奮鬥的成果，卻也面臨著生命另一不可避免的關卡——老化與死亡。雖說已邁入所謂的「耳順之齡」，統計數字卻顯示仍有三、四十年的預期生命等著他們。因此，這群一輩子挑戰權威的嬰兒潮世代，正在尋找新的健身概念。其中不乏有運動至上、素食主義、崇尚美容整型、拒絕老化的族群。他們的健康意識是崇尚體能的維持，講究生活品質。他們影響世界潮流的力量後勁未消，在步入年邁之際，仍不改其追求新事物的樂天本性。而李豐醫師的生命故事，正可為我們這一龐大世代的老化歷程領航。

本書參雜著醫學專業的認知與對醫學知識深入淺出的另類解讀，同時提供了合理的科學推論，在此先舉出書中兩個重點與大家分享。

為什麼運動可以讓人更快樂？因為運動可以刺激腦內啡（endorphin）的分泌。腦內啡與痲啡因（morphin）的生化結構雷同，具有鎮痛以及提升心情的作用。所以運動對健康的影響是多重性的。

為什麼正面思考可以讓人更健康？李豐從病理的角度，來解說胃細胞如何在情緒緊張之際，收縮所有的血管，而導致消化不良。

身為嬰兒潮世代一份子的我，是在西方接受了百分百西醫科班訓練的醫師，我深深了解架構在針對疾病治療的西醫核心哲學，及其醫療功

效的極限。而面臨老化與諸多可能罹患的慢性病，仍需藉由修身養性的生活習性，來維持身心的健康平衡，以期暫緩老化速度，這是一條長長久久的道路。現在，讓我們仔細傾聽李豐醫師的成功故事，感受生命自我意識的無限可能，進而啟發個人靈感並激發毅力，以邁向更健康的生命之路。

願我們這群龐大的嬰兒潮世代能藉助李豐醫師的啟發，再度顛覆傳統，自創另一修身養性、優雅自在的生活哲學，並能將它傳遞給我們的下一代！

（本文作者為中央研究院生物醫學研究所研究員）

〔專文推薦2〕

教我們解決人生問題的課本

◎柴松林

一個人出生的時候，是生在承平的時代，還是戰亂的時代；是生在強盛的國家，還是衰弱的國家；是生在富裕的家庭，還是貧窮的家庭，是由不得自己的。連自己是美，是醜；是強壯，是軟弱；是聰明，是愚笨，也不是由自己決定的。但是既然生下來了，就希望能健康、快樂、平安、順遂，充實圓滿的過一生。

一個人能否了無遺憾的過一生，就要看能不能處理好在有生之年必須解決的問題。**第一個問題是生存問題**。既然人生是要活，促進健康當然成為最為首要的問題。要維持和促進生理和心理健康，不但複雜，且會隨著環境的改變和自己年齡的增長而不斷變化。有了健康，還要知道

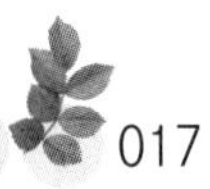

如何避免危險，但什麼事、什麼地方、什麼時候會有危險，不是只憑常識就可以逃避的。

第二個問題是生活問題。食、衣、住、行、育、樂，都是生活必須面對的問題。生活問題也是一個發展性的問題，一個人年輕時學會的知識、技能、解決問題的方式，如果未能與時俱進，繼續更新與調整，很快的就不能適應。

第三個問題是人際問題。人際關係是最難處理、最變化多端的。因為自己和接觸的人都是不斷成長的，相互間的關係是變動的；欲求人際和諧，從與人相處到經營美滿的共同生活，並從中享受到溫情樂趣，更是困難的問題。

第四個問題是資源取得的問題。欲滿足生命過程中所需要的、所願望的，要靠資源。資源是一個人在有經濟活動能力期間，以自己的智慧與勞力服務社會，所換取到的經濟性報酬。工作時有所得，所得減去消費是儲蓄；有所得時要消費，沒有所得時，仍然要消費。怎樣才能使自己有能力有所得，知道怎樣消費才是正當，才能有儲蓄以供往後沒所得時之需，是隨時都要關注的；即使能力求精進，謹慎處理，還不一定能解決得了問題。

第五個問題是如何追求生命的深一層意義，使這一生充實圓滿，不致虛度，了無遺憾的告別現世問題。我們可能沒有萬貫家財，沒有顯赫地位，但是如果我們安於樸實純淨的生活，不存能力所不及的欲望，不與人做無謂的比較，其實我們是不缺的，不缺就是富裕。

在有生之年，我們以開闊寬容的精神，謙遜尊敬的態度，對人處世；從關心自己，避免造成別人麻煩為起點，去關心他人，並由近而遠，擴大至關心眾生，以至無生命之環境。我們依循自然率，堅持原則，不違初衷，努力精進，日有所長。最後以喜樂之心，告別這個給我們溫暖、喜樂，讓我們有機會貢獻己力，讓我們自覺有用的社會。

李豐醫師的這本書，是一本很好的課本，教我們學會處理人生所必須面對的五大問題，解決這些似熟悉卻陌生的問題。

李豐醫師和她生命中的伴侶慶榮，是我從年輕時就認識的，他們是我們全家人尊敬的好友。李醫師非但學養深厚，坦率、無私、熱情、誠信、急公好義、樂於助人，且是一位身體力行的實踐者。我一直沒有機會表達我對他們的尊敬，正好她出版這本適合各年齡讀者閱讀的書，讓我有機會把心中的話寫在這裡。

感謝在此閱讀衰退的時代，原水文化出版這本書；我也深信讀者諸君，他日若得享健康而愉悅的人生，必會感謝今日有幸閱讀此書。

（本文作者為《人間福報》總主筆）

〔專文推薦3〕

心理健康主流化的實踐者

◎張　玨

喜歡李豐醫師說話的真誠，她總是實話實說，對於她認為對的、好的事，不只鼓勵大家親身體驗，也會用其自身經驗，忠實地述說其體驗結果的正反兩面，並引導大家不要光是相信權威，而是要傾聽自己身體的反應。

即使之前已拜讀過她的前一本著作《我賺了三十年》，知悉她對於細胞的論述，但是當我面對自己罹患子宮內膜癌，而考慮是否要手術、甚至放射線治療的議題時，我仍然慌了手腳。我前去與她見面，她的第一句話還是：「你要向你的細胞道歉！它一直要告訴你，它已經受不了你的速度、你的緊張，卻得不到你的注意，最後它只有以癌細胞的形式

出現，來引起你注意！你要先向你的細胞說聲抱歉！」而我的確也虛心受教！

我國政府組織再造，將在二〇一二年，合併衛生署及內政部的社會司，成為「衛生福利部」，下面設立「心理健康司」，就是希望真正為全民打造一個優質的社會環境，使民眾身心靈和諧安寧，減少醫療支出，此舉也順應世界衛生組織（ＷＨＯ）不斷提醒各國要推展正向心理健康的國際趨勢。二〇〇四年ＷＨＯ總部出版「促進心理健康」、二〇〇九年ＷＨＯ歐盟更出版「心理健康、復原力與不平等」，都在強調人其實具有自我恢復的韌性與彈性，只是很多時候資源與資訊的不均，導致很多人不知道心理健康是人人應擁有的。

所謂「健康」，應包括心理和身體層面，身體健康會因為心理狀態而受到影響，身體健康的狀態也會影響個人的心理健康。無論是癌症或其他疾病，都是因為過去生活習性和心理狀態導致人體發病，而當知道自己生病時也會伴隨恐慌、害怕、焦慮等情緒，此時個人應如何自處？如何助人人助？家人朋友可以如何陪伴、一起面對？這些答案都在李醫師的這本新書裡！

這本書中，李醫師以平日會出現的對話方式，描繪其面對癌症、生活嘗試、夫妻友伴互動的情景，令讀者如臨其境。她的正面思考以及自愛、助人的理念，在在提醒我們，**透過自我反省，努力作飲食、生活及心態上的改變，善待自己細胞，細胞自然會樂意地配合。若細胞的自癒功能茁壯，有病的人會獲得改善，沒有病的人也會更健康。她也不避諱地提出若要走得自在，必須先做到臨終無障礙。**而書中流露出李醫師和其夫婿之間的關懷、支持與尊重，更是令人動容。

我自己在生病的經驗中，也有很多關心我的朋友，提供我不少相關資訊，包括對治療的建議、生活的改善等，最有啟發性的是病友的經驗，有人告訴我十年前她的放療，導致某些無法恢復的後遺症，但這些

幾乎沒有主治醫師會願意重視。而李醫師以深入淺出的方式，向我們解釋身體有自己療癒的能力，最後也不忘提醒讀者：「你有你自己的速度與體驗，要有耐心，多聽自己身體的回應！」

當她認識推動「笑笑功」的高瑞協老師後，她同樣身體力行，並且告訴高老師，癌症病人的「氣」沒有那麼足夠，需要輕柔和緩的笑。當李醫師自己的氣通了，其哈哈笑的開心與開朗，更證明「笑」對提升自身免疫力與心情轉化是有幫助的。這也對應WHO所提出的「正向心理健康」的提醒，必須將心理健康融入生活、融入各種政策制訂中，也就是所謂的「心理健康主流化」，關於這點，李豐醫師的確是真正的實踐範例！

（本文作者為台大公衛學院健康政策與管理研究所副教授、心理健康行動聯盟召集人、健康人生聯盟召集人、中華心理衛生協會常務監事）

〈專文推薦4〉

愛自己，愛環境

◎陳來紅

李豐醫師以她的生命書寫，給了我們諸多啟示。罹癌後四十年間她寫了十九本書，即是給我們最好的見證：見證生命存在的美好，只要活著，即可以如此源源不斷的創作。我有幸參與其中的兩本，能受邀寫推薦序，更是受惠！

《放鬆：聽身體說話》讓我學會傾聽身體；這本《善待細胞，可以活得更好》，讓我見識細胞的奇妙功能。全書的目標，其實是要我們做自己生命健康的主人！全書以其細胞病理的專業角度，對讀者殷殷叮嚀、循循善誘，親切如家中的長者。

李醫師在書中告訴我們，如果善待細胞，身體就會越來越好！要相

信細胞的自癒能力，學習聽懂細胞說的話，就可以趨吉避凶、不生病。她詳細地分析食材與生命的關係，由土地到身到心，教我們學會從對時令食材的看重，與對生產者的感恩，來增加能量。

書中也強調規律運動習慣的重要性，無論是動態或靜態，主動或被動的運動，都是為了讓細胞動起來！我那活到九十四高齡、一生健康的老爸，生前常掛在嘴邊的一句話就是：「要活就要動！」就是最好的明證之一！

書中精彩的章節，還包括生活規律對細胞的影響，由作息到壓力的舒解，人工的彩妝汙染，她都一一提醒我們，務必切記並做到規律成習，細胞才會回饋健康給你。至於提到以正面思考來面對生命中所有好與壞的事件，更讓我想到長期以來李醫師對我影響至深的一句話：**「別人做錯事，你不必懲罰自己！」**

如今她一一整理這些親身經歷，認真活著，也勸人好好活著，感動了無數緊張地與癌對抗的人們，解放他們罹癌的焦慮，重新調整生命態度，**讓好細胞重生、癌細胞遠離。**或許這就是她的使命吧！

前不久網路流傳一篇文章「流轉不息的愛」，要世人正視生命的最後一堂課，為生命畫下一個無悔的句點。千金難買早知道，從這本書，李醫師引領我們認識如何活力久久，惜福知足，走也自在！李醫師以罹癌後四十年的歲月經歷，送給了我們這份禮物——讓我們「可以活得更好」！謝謝李豐醫師！謝謝妳的愛！

（本文作者為主婦聯盟生活消費合作社創社理事主席）

〔專文推薦5〕

玩出漂亮人生

◎許秋桂

認識李醫師是癌症結的緣。民國八十七年，當時我四十四歲，在沒有任何徵兆和心理準備之下，診斷醫師宣布我罹患直腸癌，當時我任職於署立桃園醫院，儘管在醫院歷經許多患者的生老病死，突如其來的噩耗還是讓我當下無法接受。就在我還來不及掉眼淚、來不及悲傷之際，我就進手術房開刀，開始和病魔作戰的日子。

進出醫院多次後，有一天晚上，住左、右病房的病友相繼過世，我徹夜難眠，之後換床位換了兩次，醫護人員對我這個囉唆的病人也顯現出厭煩的態度。當下我重新檢討我人生的前半段，到底是哪個環節出了問題？人生的下半場我又該如何自處？於是我就辦理自願出院手續，回家思考是否繼續做化療的問題。

就在這個時候，朋友介紹我去看李醫師。看到李醫師，她開給我一堆功課，要學放鬆、要說話慢一點、要穿輕鬆一點、要吃素、要爬山……。但是，卻把要不要做化療的問題還給我，她說，要做，就要認份做下去；要不做，就要自己承擔後果，以後不要賴別人。

我決定停止所有西醫的治療，改變飲食，並開始我的爬山生涯，幾乎每天都在山上過個大半天，就這樣，我的身體居然給我很正面的回應。於是我乾脆把工作辭掉，天天往山上鑽，一爬竟然持續了九年，才改成斷斷續續地爬，身體是越來越好。

都是爬山的功勞嗎？也不一定，因為爬山，我必須放下很多事。做到放下，竟然也是另外一切新的開始。

四年前，福慧學苑就在這樣的機緣下成立的。福慧學苑其實是朋友聚在一起研究怎樣把日子過得更好的地方。這裡有教室，可以請人來演

講、來講經，李醫師就來過好幾次。這裡有瑜伽教室，不但可以上課，可以練功，也可以打坐。這裡還有一個大廚房，可以大家一齊煮出美味的素食，還可以提供便當及餐點。

這幾年，與李醫師走得更近了，她的有趣點子特別多，而她常說的口頭禪是：「好不好玩？」我們就這樣天天玩，並在玩耍中蛻變。最近看到我的人，都說我像脫胎換骨，變了一個人。我也覺得我越來越有自信，朝著臨終無障礙的目標邁進。

這本書的內容，其實都是我們的生命經驗，看似簡單，背後辛酸卻非局外人能知。所以讀這本書，必須細嚼慢嚥，然後努力執行。**當你能夠做到小心飲食、真心溝通、耐心運動、用心生活、放心睡覺、工作正常、情緒平和、物用淡泊，健康快樂自然來。**最後，機會是留給準備好的人，成功是留給堅持到最後的人，與大家共勉之。

（本文作者為福慧學苑負責人）

〔專文推薦6〕

活出不一樣的自己

◎廖斯賢

「來爬山吧！我們星期天一起去象山走走好不好？」

「不行啦！星期天，我要準備信託人員證照考試，還要寫論文。」

◆

「來爬山吧！楊師姐，我最近爬山爬得很有心得，覺得對身體很有幫助。」

「不好啦！有人說爬山對膝蓋很不好，爬久了膝蓋會報銷。」

◆

「來爬山吧！何姐，聽說妳最近身體欠安，血糖一路飆高。」

「阿賢，你瘋啦！外面太陽那麼大！」

這是我和朋友間真實的三段對話，說真的，雖然看過李醫師的書，對爬山這件事，我雖然老早就知道它「很好、很好、很好」，但是我卻始終「很少、很少、很少」去爬山。

一年前因為代表〈綠主張〉訪問李醫師的緣故，李醫師拉起我的手端詳了一下，搖搖頭說：「年輕人，你氣血循環不好，去爬山吧！」我才開始認真去爬山，真的爬山一陣子後，我才深刻的體悟到自己的無知：「我—真—是—一—個—大—笨—蛋！」書都看了六、七年，這麼有效的事情卻讓我一延再延。

爬山真的很好，準備考試是不是？我那個朋友後來雖然證照滿手，如她所願的也拿了名校的EMBA，可是早早憂鬱症纏身，學歷一疊的代價是病歷一疊。

爬山對膝蓋不好？其實只要在下坡時學會適度地攀爬及倒走，爬山對膝蓋根本沒有很多衝擊力，還能延展到平常動不到的腿後肌群。

太陽大，天氣熱？那更不是理由，山上有樹蔭，而且涼風習習，微風吹動林間樹梢，那才是真享受，好清涼。

另外我發現，爬山最大的益處是培養出一顆出離心，當登高遠眺，本來在紅塵火宅中的煎熬，往往一瞬間就消失得無影無踪。

親近李醫師以來，深深覺得她實在是一位充滿寶藏的長者。這本新書她開筆以來，寫好一篇就傳給我一篇，我逐篇拜讀，有的時候拍案叫絕，有的時候捧腹不止，更多時候是覺得慚愧。

年輕時，認為太多事情是理所當然的，什麼身體健康、心理健康、讓自己變有用，那些都是老了才需要努力的事。原來事實上完全不是這樣，這些事如果在年輕時打下基礎，到老了時，再努力就容易多了。而且，這些事要成功，又要靠平時工夫的累積，才做得好。所以這本書，應該是一本工具書，擺在床頭，隨時翻閱，一分努力，就有一分收穫。

同時，李醫師指出很重要的一點是，我們的身體有無限潛能，只要

給細胞一個機會，它們就會活出不一樣的生命。

真誠希望有緣接觸到這本書的朋友，除了熟讀更要力行，活出一個不一樣的自己。

（本文作者為主婦聯盟生活消費合作社西區社代、編輯委員會委員）

〔作者序〕你可以活得更好

◎李 豐

感恩好友芷英、桂嬋、啟璟，在我罹患癌症、失業、無家可歸，人生最潦倒的時段，收留我，給我溫暖。

感恩葉曙教授，當時他是台大醫院病理科主任，邀我回病理科工作，我怕我的病會耽誤工作，他竟說可以一邊工作一邊治病，還說，工作能做多少便多少，我感動得眼淚直流。為了報答葉教授知遇之恩，我用「能做多少就做多少」的極限，盡心盡力地工作，想不到一做就做了三十年。

感恩當年台大醫院的放射科黃淑珍主任，她看著我脖子上的腫瘤，卻告訴我，我脖子上所受的電療劑量，已經相當高，如果再電下去，副

作用將會嚴重影響我的生活品質。我第一次遇到一位癌症專科醫師，寧願不治癌患，而為病人保有他的生活品質。我能過今日這樣的日子，黃主任的拒絕治療，功不可沒。日後，當我自己面對癌患時，也學會替病人評估，治療效果會怎麼樣，生活品質會怎麼樣，來讓病人有一個選擇的空間。

感恩我的專業——細胞病理，當我對細胞研究愈深，研究越透徹，才發覺生病的事，幾乎都是咎由自取，自己置自己的細胞於死地，不給它超生的機會，身體才會沒有機會復原。因此，我開始自我反省，自己調適，並慢慢地改變，不管多困難，只要方向是對的，我都會堅持下去，才能和我的癌細胞和平相處，一直到今天。

感恩我的癌細胞們，它們每天都會傳一些訊息給我，讓我每天都有機會面臨一些挑戰，提醒我運動不能懈怠、飲食不能疏忽、生活不能隨便，所以我每天運動（包括靜坐）起碼四小時；素食，盡量吃有機食物；生活非常規律。我看病四十多年，癌症病人經過手術、電療、化療，仍然活過四十年的，其實也有，但是我看到這些病人，能維持很好的生活品質卻不多，所以我深深覺得，我之所以能夠活到今天，擁有今天的生活品質，並非偶然。

感恩我的癌友們，他們讓我進入他們的內心世界，讓我分享他們的快樂、成長與治療經驗，也讓我陪伴他們走過悲痛，乃至死亡，使我增加很多面對悲痛與死亡的經驗，也更能看透生死與珍惜當下。

感恩我的主治醫師，在我背傷逐漸轉變成嚴重的退化性關節炎，且坐在輪椅上時，對著我下斷語：「你的情形會越來越壞，一直到你死的那一天。」這令我痛下決心，不再靠別人。於是，我非常辛苦地開始學瑜伽、靜坐，並一點一滴地在進步。如今三十年之後，我不但不需要輪椅、不再背痛，還可以常常爬山。

尤其感恩我的先生慶榮，三十多年來，每逢假日，必把水壺、背包

準備好，拉著我去爬山。台北市的郊山，幾乎沒有我們不曾去過的。當初，對我來說，這真是痛苦的磨練，慢慢地，我在進步，終於我們還爬上了玉山。如果不是他的堅持，也許我的健康要倒退好幾步。不過爬山時，也不免會看到美麗的大自然遭到濫墾濫葬而覺得傷感，所以我們決定，當我們死去後，要選擇植葬的方式，不營墓，並讓我們的骨灰，最後能夠達到滋養土地的功能。

現在，慶榮已經達到目的，一年了。

慶榮文筆很好，而且堅持寫利益大眾的文章，甚至為此而得罪當局，淪為政治犯，卻也不改初衷。他也鼓勵我寫利益大眾的文章，以前我出的十幾本書，都是由他潤筆、下小標、校對及處理出版事宜。慶榮走了，我當然哀痛，但是我卻把這些哀痛，化成力量，一直督促我自己，把這本書完成。

如果有人因為看了這本書，而刻意開始經營健康，生活品質日漸改善，我們兩人（雖然身處兩地），都會非常高興。換句話說，如果這本書能夠利益更多的大眾，將是我們懷念他最好的方式。

這本書的內容是我多年來拿身體做實驗的結果，也等於是我經營健康的經驗，歡迎你也加入實驗，不管你從那一個章節切入，只要開始，並持續做下去，一定會比較健康，也會比以前活得更好。

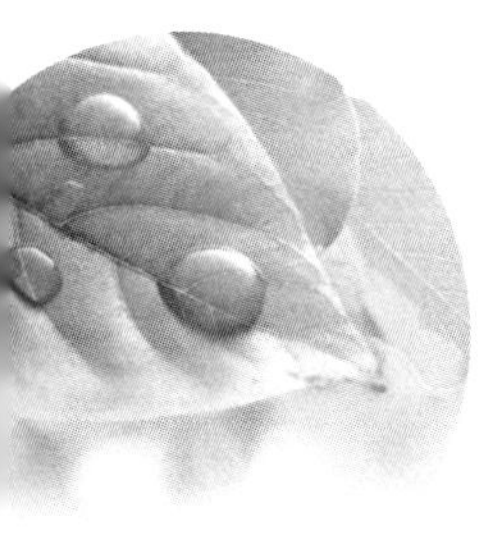

第一章

善待細胞，身體就會越來越好

第一節╱迷人的細胞世界

你知道細胞長什麼樣子嗎？

當然知道，畫一個圓圈，在圓圈中間再畫一個小圓圈，把小圓圈塗成灰黑色，便是一個細胞的模樣。外面的圓圈是細胞質，中間的圓圈是細胞核。

就這麼簡單。

基本上，細胞都長這個樣子。

我們的身體經由卵子與精子兩個細胞結合成受精卵開始，不斷以倍數增加，直到出生時，有頭、有手、有腳、有內臟，加起來一共有大約六十兆細胞。

頭、手、腳、內臟的細胞，在發育的過程中，已經各自發展出各種功能式的變化，外表已與當初的樣子相當不一樣，不過，只要是活的細胞，仍然具有一些共通的特性。

細胞核是細胞的資訊管理中心

細胞核是細胞的資訊管理中心。

細胞核內最主要的結構是基因，基因是一組一組的蛋白質，按固定程序排列組合而成。

基因結構是一個人的生命密碼，而每一個人細胞的生產，都以這些基因密碼為製造樣板，並以此規畫細胞的活動。

基因結構是決定一個人高矮、體型、外貌等等的主要因素。

每一個人的基因數目和基因的組織型態都差不多，所以每一個人都有頭、有手、有腳和有內臟。但是，基因內蛋白質的排列順序，各人之間卻有很大的差異，所以這個人的皮膚是黃的，那個人的皮膚是白的，這個人比較高，那個人比較矮，這個人鼻子較挺，那個人鼻子較扁。

現在常用到的基因鑑定，是親子鑑定，因為兒子擁有一半父親的基因，一半母親的基因，只要排列順序符合，便沒有爭論的餘地。

基因不但掌管人的外貌結構，也掌管細胞內各項特定物質的製造。需要的時候，或者細胞接到指令的時候，細胞會由一大串的基因中選出某一段或者某幾段基因，來形成基因密碼，按照指令，指揮在細胞核邊緣待命的分子，一個一個按密碼次序排起來。分子都排在正確的位置上，連起來才能複製成所需的蛋白質。蛋白質個個不同，一個變成賀爾蒙，一個變成酵素，一個變成肌蛋白。

只要生命密碼在，又有足夠的原料，細胞便可以按需求而複製細胞，或複製細胞活動所需的各項特定物質。

細胞質是一個超級化工工廠

細胞質是一個超級的化工工廠，可以製造出幾乎所有細胞運作所需的物質，供給細胞使用。

細胞從最靠近的微血管取得養分及氧氣，細胞質內的活動便展開，有吸收系統、有消化系統，也有環保系統及繁殖系統。還有一些細胞具有特別任務，於是工作更加複雜，譬如胃的細胞還要負責分解食物，肝的細胞還要負責製造酵素及解毒，腎的細胞還要負責維持血液中水與電解質的平衡等等。

細胞內因為活動頻繁，需要很多能量，所以細胞在構造上，還有自備的發電機，又叫粒線體，呈橢圓形，中心內含自己的基因密碼。

細胞活動越頻繁，粒線體的數目越多，所以年輕人的細胞內粒線體很多。到生病時或者細胞老化時，粒線體內的基因密碼會發生突變，或者停止製造新的粒線體，粒線體數目便會減少。這時，細胞因為缺乏能量，活動不是減少就是停擺，有人認為這也是身體老化的過程。

細胞質內百分之九十以上是水分，所以細胞內的各項生化物質及粒線體等，都是飄浮在水中，以水為媒介而運作。

水的可塑性非常強，又可以自由進出細胞，所以細胞的彈性很大，可以在奈米秒的時間內變化形狀，因此，我們的身體可以很柔軟。而越柔軟的身體、越具有彈性的身體，也就是越健康的身體。

細胞膜負責選擇物質進出與溝通

細胞膜負責選擇物質進出及溝通。

細胞膜的構成，並不是一層完整的膜，把細胞包住而已。如果用高倍顯微鏡及電子顯微鏡觀察，其實會發現細胞膜的構造頗為複雜，有纖毛、有絨毛、有管狀凸起，還有各式各樣的感受器附在上面。

纖毛的功能，是把細胞不要的東西，或是會影響細胞健康的東西掃出去。

呼吸道表面的細胞長了很多纖毛，它們把我們吸進去的空氣中的髒東西不斷掃出去，譬如我們經過汙染嚴重的地方，會發現鼻子內的鼻涕或排泄物都是汙黑的，這都是纖毛的功勞，它們會儘量不讓太多髒東西留在肺臟內。又譬如感冒時鼻涕特別多，就是鼻涕把感冒病毒粘住，由纖毛掃出來的。

另一個纖毛很多的地方是子宮頸，因為子宮頸與外界有接觸，就會有外界的東西進入，如果會影響到子宮頸細胞的健康，纖毛便負責把它們掃出去，這就是子宮頸發炎時排出來的白帶。

絨毛最多的地方則是消化道，消化道的細胞不但負責消化食物，而且負責選擇食物中對身體有用的部分，用絨毛包裹起來，吞進細胞，有時還會進行再加工，然後轉送入血管，送去需要的地方或者貯存起來。

細胞的溝通能力很發達，尤其是表皮細胞。在表皮細胞與隔壁細胞中間，細胞膜上都有一些小小的凸起，像橋樑一樣架在鄰居的細胞膜上，有點類似凸起的小管，可以接觸到旁邊的細胞，細胞利用這種橋狀結構，發送出小小的生化物質——一種傳輸蛋白質給旁邊的細胞。旁邊的細胞再把訊息傳送下去，一下子附近的細胞都接受到訊息。所以，細胞並不是獨立的運作，而是一群可以彼此溝通、互相幫助、並互相協調的伙伴。

附在細胞膜上的感受器，則負責抓住在細胞外微血管中遊走的賀爾蒙及其他訊息分子，把它們拉進細胞裡面，以啟動特定的細胞活動。

譬如一緊張，腎上腺素分泌便會增加，並促進心臟、肺臟、肌肉等組織的活動，心跳便快起來，呼吸變急促，肌肉會緊繃。等到緊張的情況解除，細胞才放鬆下來。

身體主人有壓力，細胞就會生病

細胞的健康與否，透過顯微鏡觀察，可以看得一清二楚。健康的細胞看起來就是圓圓潤潤的，充滿水分、也充滿活力；不健康的細胞看起來就是扭曲變形的，尤其以癌細胞為最，水分不足，也沒有活力。

其實健康的臉孔與不健康的臉孔，也很容易辨別。健康的臉孔是飽滿的、紅潤的、快樂的、充滿笑意的。不健康的臉孔是緊繃的、蒼白的、笑不出來的。

我最常拿來比喻的例子是好孩子與不良少年，沒有人天生要當不良少年，他們一定是受到不好的影響，可能是家庭、學校、社會、伴侶等因素造成的，只要環境改變，這些不良少年都又會變成好孩子。

細胞就跟人一樣，如果不好好對待身體的細胞，沒有正常的作息及正確的飲食觀，又整天處於緊繃的壓力下，細胞就會感受到身體主人的壓力，此時細胞在顯微鏡下就是變形的了，慢慢地，細胞也會變壞，等累積到一定程度，細胞再也無法承受時，就會生病，甚至變成癌細胞。

不過，如果我們了解細胞變化的過程，讓細胞生存的環境改變，壞細胞變回好細胞的機率非常高，如果是基因密碼已受到損傷的細胞，我們的身體自然會把它們淘汰掉，製造出新的細胞來取代它們的位置。

當我越與細胞相處，越發現細胞的迷人。沉浸於細胞世界四十多年來，不僅學會站在細胞的立場，去體會細胞世界發生災難時，細胞當時的感覺，當生病時，也不會一再怪罪身體的背叛。尤其是深入到細胞的世界內，也讓我懂得自我反省，努力朝尊重細胞的方向改變，果然，我的身體也就變得越來越好。

一起揮灑青春吧！
報告！一年級新生報到！
菜
新來的，來哈一根吧！

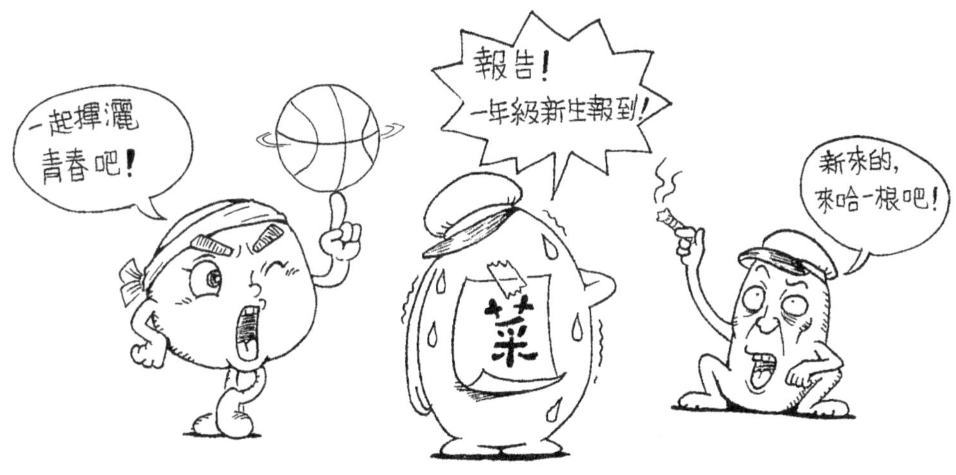

▲**健康的細胞**看起來是圓圓潤潤的，充滿水分與活力；**不健康的細胞**是扭曲變形的，尤其以癌細胞為最。只要環境改變，壞細胞也會變回好細胞。

第二節╲細胞有自癒的能力

「哇！」

廚房裡傳出了淒厲的叫聲。

「怎麼啦？」

「燙到了。」

「來看看。」

「起水泡了耶！這裡還有兩個紅點，有腫起來，卻沒有水泡。」

「痛嗎？」

「現在不那麼痛了，要塗藥嗎？」

「塗藥只是為了防止細菌感染，現在受傷的地方沒有破皮，不塗也

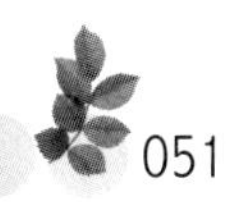

可以。」

「要包起來嗎？」

「最好不要，讓皮膚的細胞可以直接呼吸，好得比較快。」

有燙傷經驗的人都知道，燙到的地方又紅又腫，嚴重的還會長出水泡，可是只要保持乾淨，過幾天，水泡消下去，皮膚也就完好如初了。

細胞修復從傷口最底層開始

皮膚一被燙到，身體馬上反應，燙到的地方微血管馬上擴張，帶來血液及血液裡的兵兵將將，展開求援工作。冒水泡的地方是因為下方的細胞被燙死了，細胞的水分都滲出來，卻形成保護膜，保護住受傷的地方。這時，血管裡的兵將一方面運走已經死掉的細胞組織，一方面給下面活著的細胞提供材料，讓下方的細胞可以複製新的細胞，以遞補死掉的細胞。當新細胞長好，水泡也就消失了，皮膚便復原了。

皮膚紅腫的地方，細胞大多只是受傷而已。受傷的細胞，哪怕細胞膜破了，細胞質流失了很多，只要細胞核還完整，亦即基因密碼仍在，又有足夠的材料，細胞自己就可以做修護的工作，不需假借外力。

皮膚如果是被刀子割到，情形便比較複雜。

被割的當下，第一個感覺是痛，這是末梢神經在通知大腦，「皮膚已經受傷」的事，大腦會馬上命令刀割的舉動停止。

第二個感覺是受傷的地方在流血。一般人只要用手指壓住傷口，血很快便不流了，可是血塊仍然會留在傷口裡，形成保護膜，避免外面的細菌進入。

接著身體的反應開始了，傷口附近的血管忙碌起來，大量充血，也就是把大批血液及兵將運來，一方面搬來修復的材料，一方面搬走死掉的細胞與組織，同時也是預作準備，如果細菌進入傷口，就要迎敵。大概第二天，就會明顯感覺到傷口有痛感，傷口會發紅、會腫脹，並有溫熱感。這些反應，並不表示傷口在發炎，而是傷口在進行修復的工作。

細胞的修復是從傷口的最底層開始，一層又一層往上延伸，如果傷口不是很深，連疤痕都會沒有，皮膚會像新的一般。

細胞的自癒能力，本來是細胞自動自發的功能，如果人為的加以干擾，有時候也許能幫上忙，但有時候卻只會幫倒忙。

如果在燙傷的水泡上塗上藥膏，又包上紗布，就會障礙了表皮細胞的呼吸，傷口反而好得慢。

但是，如果傷口很大，又傷得很深，為了避免細菌感染，卻一定要包紮起來。因為一旦感染到細菌，復原過程便會變更長，而且傷口好了以後，還會留下難看的疤痕。

方，及其他細胞。

感冒最好的良藥是讓身體排汗

細胞的自癒功能，不但表現在表皮細胞，也會表現在身體的其他地方，及其他細胞。

感冒是一個很好的例子。

一般來說，感冒都發生在體質比較差的人身上，剛好淋了雨，或者遇到了風寒。現代人更常遇到的是吹太多冷氣，晚上睡覺開冷氣卻沒蓋被，工作的位置剛好在冷氣出風口下面，或者工作的地方冷氣很冷……等等。

以前感冒時，外婆會給我一大杯熱熱的薑茶，喝了以後去床上睡覺，還要我蓋上大棉被。果真，一覺醒來，滿身大汗，換了衣服便可以去玩了。

有一位老師的做法也很類似，他給我一大杯熱水，很燙的，要慢慢

喝才能喝完，喝完之後，他叫我去跑操場，若不能跑用快走也可，一堂課的時間下來，也是衣服全濕，但是感冒卻好了。

現代人得了感冒的對待方式改變了，只要稍稍有點頭痛、發燒、喉嚨痛、咳嗽、流鼻涕，就去看醫師，醫師給一大堆藥，又是治頭痛的，又是治發燒的，又是治咳嗽的，又是減少鼻涕的，明明兩天可以好的感冒，往往一拖就是一個星期或更久。

這是因為這些藥物，干擾了細胞的自癒功能。

頭痛、發燒、喉嚨痛，其實是讓感冒的病灶充血，血液循環增加，並把迎敵的兵將帶去，去收拾那些惹禍的感冒病毒，可是用藥物把這些反應止住了，人似乎是舒服了一些，卻沒法有效把感冒病毒減少，反而讓它們越繁殖越多，病當然越拖越久。

咳嗽及流鼻涕則是利用生理的方式，強迫感冒病毒排出體外，如果咳嗽也停了、鼻涕也不流了，感冒病毒的數目卻不減少，病程不是反而拖長了嗎？

排汗卻是最好的排風寒的方式。因為風寒積在體內，會使小血管內的血流變慢，或者乾脆不流了，凝在那裡。血液循環差，體質當然不好，感冒來拜訪的機會便越來越多。因此排風寒才是治感冒比較恰當的方式，去看中醫，他們會朝這個方向用藥，才能真正地幫助細胞的自癒系統，幫助身體復原。

很現實的，治癒身體疾病的功臣，並不是醫師或者藥物，而是身體自己的自癒系統，是細胞所構成一套非常完善的治療系統，醫師及藥物只不過是幫助完成任務的輔助力量而已，有時反而是幫倒忙的。

善待細胞，就可跟癌症或慢性病和平共處

有人會問，你說到現在，說的都只是皮膚受傷，感冒這一類小病，

那麼大病呢，也可以用這一套理論嗎？

是的。即使是發生意外，骨頭折斷了，醫師也只能把骨頭接回去而已。至於什麼時候斷掉的地方會癒合，什麼時候骨頭可以重新使力及運動，還是要靠身體內細胞的自癒系統的運作。一般原則還是：血液循環很旺盛的人好得快、血液循環差或者體質差的人好得慢。

當我四十多年前被診斷罹患癌症，並被預估只能再活半年時，我有接受手術，無數次電療，還有一次化療，但是腫瘤始終屹立如山。當我改變主意不再治療以後，我做了很多改變（請參看《我賺了三十年》一書），堅持下來的結果，我的細胞的自癒系統發揮了功效，讓我與我的癌細胞和平共處。而且，如果我繼續努力，我相信我的癌症不會再發。

當我三十多年前因為背傷，一再復健都好不起來，甚至要靠輪椅過日子的時候，主治醫師認定，我的背傷會越來越壞，一直到我死的那一天。那個時候，我才警覺，我又要靠自己了。

於是我非常辛苦地開始學瑜伽、靜坐、並一點一滴地在進步，如今，我不但不需要輪椅，可以走來走去，常常爬山，還爬上過玉山。

當我把我的經驗，及細胞自癒功能的理論，與病人分享後，如果病人肯認同，又肯靠自己的力量去幫助自己的細胞的話，細胞的自癒功能，自然會顯現出來。很多癌症病人的癌症因此沒有再發，很多症狀不再依靠藥物。也有高血壓的病人血壓下降，可以不再吃藥。也有皮膚病，像紅斑性狼瘡之類的病症，可以因為改變體質而緩解。

我的專業是細胞病理，當我對自己的專業研究越深，研究越透徹，才發覺，生病幾乎都是咎由自取，自己置自己的細胞於死地，不給它超生的機會，身體才會沒有機會復原。

如果透過自我反省，努力作飲食、生活及心態上的改變，建立起善待自己的細胞的習慣，細胞自然會樂意地配合，讓細胞的自癒功能茁壯，有病的人自然會獲得改善，沒有病的人也會更健康。

第三節／人可以不生病

我的身體本來還蠻好的，可是罹患癌症以後，又是手術、又是電療、又是化療，體質便慢慢變差，很多副作用都一一出現，我也免不了在住院又出院的模式中過日子。

一九八六年十月，我又因為肺炎而住院，卻在治療的第三天，因為受不了藥物的毒性而發生了中毒性肝炎，主治醫師不敢再用藥，又不敢讓我出院。因此我在醫院裡住了一個月，每天的活動只有靜坐與睡覺，一個月之後，肺炎竟然不藥而癒。

現在看來，這不就是細胞自癒能力的明證嗎？

當時我沒有想到這個，卻明白，藥不能再吃下去了。因為一向生病或疼痛所用的藥，已經使我變成肚量很大的藥罐子。藥吃太多，肝臟早就到了生病的邊緣，輪到這次住院才吃幾顆抗生素，便成了最後一根稻草，肝臟抵擋不住，於是呈現中毒的現象。

果然從那以後，我沒有再吞進任何一顆藥丸，包括維他命丸。

設定「要健康」的目標，努力就有可能達到

肝臟如果不加以照顧，以後還會再出事。可是在西醫的眼裡，肝中毒之前，我的肝功能檢驗是正常的，也就是他們認為我的肝臟是正常的。在肝中毒之後，再抽血檢驗，肝功能又已回復正常，所以西醫是認為沒有什麼需要照顧的。

這件事情，讓我看到了西醫的極限，我決定從更寬廣的角度，去探索醫療問題，並以自己為實驗對象，去嘗試，目標是：不要再住院。

我的嘗試，有成功、有失敗，但總的來說，健康的情形是在進步，體質在慢慢的改好。

二十多年來，我沒有再住院。這次住院，果真是我的最後一次住院。而且，這些年來，我也沒有再看過西醫，沒有做過癌症追踪檢查，除了看幾次牙齒以外，我也沒有用過健保卡。

現在我的目標是：臨終無障礙。也就是說，我不要再生病，不要再住院，到臨終的時候，笑笑地跟大家說再見。

辦不辦得到呢？如果我不定下這個目標，我是鐵定辦不到，定下這個目標，有了努力的方向，也許就會辦得到。何況二十多年來我都辦到了，近幾年來我的健康狀況進步更多。我已經滿七十歲，隨時說再見，我都非常快樂了。

二十多年來，我做了一些什麼呢？

首先是我在上瑜伽課時，每次課程結束之前，瑜伽老師都會帶我們做一次全身的穴道按摩。老師對穴道名稱之熟悉，還在其次，對按下每一個穴道之後可以產生的療效，竟也倒背如流，這就不得不令人產生好奇。於是我一個人一個人問，是否療效真的那麼靈驗，大部分的人，都持肯定的態度，說我之所以沒有感覺，是因為時候還沒到的關係。

按壓穴道可改變經絡血流頻率，改善血液循環

為了進一步了解穴位是什麼，我開始翻閱中醫有關的書籍，慢慢的，我對穴道名稱與經絡的走向，有了初步的認識。

讀到王唯工教授寫的《氣的樂章》一書，則讓我對穴道與經絡的運作原理，有比較深入的理解。

王唯工教授在中央研究院物理研究所工作，也是台灣大學電機工程學系教授，可是，他的研究之一，竟然是中醫的脈搏學。

他用物理學的共振理論，來研究人體血液的循環動力學，並且設計實驗，證明脈搏的波型中含有各種臟器之共振波。所以中醫可以憑脈診而測知各種臟器血液循環的好壞。由血液循環在全身之分配情形，就可知道身體健康之變化。

他還指出，中國人早就知道，人體血液的分配，不僅是調幅的，而且也是調頻的。臟器（如肝）是低頻率共振，腑器（如膽）是高頻率共振。所以任何兩個器官組織，只要分出其頻率共振的高低，就可以分出陰陽。把相同頻率的器官組織歸在一起，就是經絡，這就是中醫十二經絡的由來。因為每一經絡所接受的血流是同一頻率的，也就難怪它們的病變總是在一塊發生。

按壓穴道，可以改變經絡血流的頻率，進而改變血流量，增加該經絡及所轄臟腑的血液循環，我因此明白：怪不得按壓穴道會產生療效。

我相信他的研究及理論，我也很喜歡他的理論，因為這比我熟知的西醫的血液循環理論還要符合邏輯。

譬如，我的中毒性肝炎，西醫要等到肝細胞死亡，並釋出細胞內容物到血液中，血液檢查才能證實，前一天，我的肝功能可是正常的。

可見，肝功能正常並不表示肝臟是在正常運作的。也許肝臟的血液循環已經很差，也許肝細胞已經很疲倦，也許肝臟的經絡已經很堵塞。

中醫卻可以在更早之前，在肝臟的血液循環發生改變的時候，便已測知肝臟有問題。如果這個時候就開始處理，朝改善肝臟的血液循環的方向去努力，肝臟的血液循環一旦獲得改善，小小幾顆抗生素的解毒工作，才難不倒正常的肝臟，又哪會發展成中毒性肝炎呢？

尊重天地、他人與食物，細胞自會和諧運作

讀到中醫的經典書《黃帝內經》，更是讓我大開眼界。

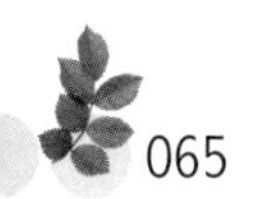

《黃帝內經》大約成書於春秋戰國時代，距離現在，已經好幾千年了，但是作者的智慧與知識之豐富，簡直可以用不可思議來形容。全書的內容涵蓋中醫、養生、地理、哲學、天文、心理、節氣、風水與曆法等等，但是書中特別強調，人要活得健康與快樂，一定要先建立起人與人之間的倫理關係、人與食物之間的倫理關係，還有人與天地之間的倫理關係。也就是說，尊重天地、尊重別人、也尊重食物，那麼，身體的細胞自然會和諧運作，健康快樂自然就不求自來了。

書中很多部分，因為過於專精，老實說我沒有看懂，不過，光是養生與醫學有關的部分，就夠我一讀再讀，努力學習了。

首先要把體質改好，養生法則要遵守

之後我看的中醫書籍越多，越能體會到中醫的實在，而且治病求本的精神，更是西醫遠遠比不上的。

我還交了幾個中醫朋友，我不懂的地方，他們都願意指點我。我也喜歡觀察他們看病，看他們對待病人的方式及診斷的依據。

有很多病人，這裡痛、那裡不舒服，去看西醫，西醫都檢查不出病因，有些病人甚至被歸類到精神官能症去。而這一群病人如果去看中醫，卻可以看出很多問題。

好的中醫不但看病，而且會對病人規勸，如何改變飲食、如何改變生活、如何做心理調適。如果依照中醫的指示去做改變，很多毛病果然都會獲得改善。

所以要不生病，一定要把體質改好。體質好則免疫力增加，連癌症都不會復發。

怎麼樣體質才能改好呢？

首先是全身血液循環一定要增加。血液循環越旺盛，細胞的新陳代

謝越好，細胞越不容易生病。

然後是養生法則一定要遵守。譬如晚上該躺下來讓肝臟充電，卻偏偏熬夜；譬如冬天怕冷、卻偏偏穿短裙；譬如肚子必須保暖，卻偏偏穿個露肚臍裝或露屁股裝……，這麼一來，生病豈不是自找的嗎？

養生法則大致上可以分為飲食、生活及心理三個方向，其實也就是細胞的基本需求。細胞需要的，盡量滿足它；會讓細胞產生煩惱的，盡量從生活中剔除，如此一來，細胞就會成為我們最忠誠的伙伴，健康自然跟著來。

第四節／學習聽細胞說話

好多個癌症病人來找我時，都不約而同地告訴我一件事。

「去年才做過全套的健康檢查，完全正常。」臉上還顯出一付無辜的樣子。

健康檢查的報告完全正常，就真的代表健康了嗎？

也不盡然。

因為身體的結構太複雜，目前醫院設計的健康檢查項目不一定都涵蓋到，而且很多細微的細胞變化，用目前現有的檢查工具及檢查方法，也不一定都能顯露出來。

那麼，用什麼檢查方法，才比較可靠呢？

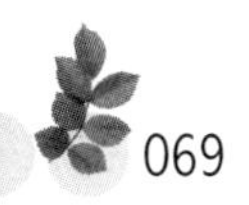

靠自己啊！

沒錯，如果自己有夠高的敏感度，往往可以在很早的時候，便接收到細胞送出的訊息。

細胞是人類最忠實且忠誠的伙伴

細胞是我們最忠實的伙伴。細胞不會欺騙、不會假裝、也不會隱瞞。如果主人善待它，它便表現得活力十足；主人虧待它，它就開始變臉；受不了虐待時，它便以生病的樣子出現。

細胞也是我們最忠誠的伙伴。六十兆細胞各自負責不同的任務，雖然各自在自己的崗位上埋頭苦幹，但共同的任務都是維持臟器的功能正常，最終的任務則是和諧地生活在一起，目標完全一致，使主人的運作正常，沒有後顧之憂。要維持這樣的局面，所有的細胞都必須絕無二心、絕對忠誠，才辦得到。

還有，細胞都有很多後備軍。譬如我們呼吸，吸一口氣大概吸進五百立方厘米的空氣，可是肺臟的總容量卻是六千立方厘米，這表示，理論上，即使肺臟已經損傷了十二分之十一，只剩下十二分之一的容量，仍然足夠讓我們呼吸以及活下去。

這是說，身體內的細胞有足夠的後備軍供我們去應急。所以，事實上，人體的結構是不大容易生病的。

即使生了病，身體也有很強大的力量，可以靠自己恢復過來。譬如有一個病人，肝臟因故切掉百分之七十，令醫師訝異的是，三個月之後，他的肝臟就已經長回原來的大小。

又譬如，有人患了感冒，非常不舒服，於是一直換醫師，一直換藥，他卻只稱讚最後那位醫師是好醫師。事實上，那是因為他的病到那個時候已經該好了，治不治都一樣，他卻誤以為他的感冒會好，是最後

一位醫師的功勞。

其實，細胞在生病的狀態時，是很苦的，每一個細胞都不想生病，即使生了病，也很努力想要恢復正常。細胞之所以會產生病態變化，往往是主人給了過多的壓力，細胞受盡委屈，到了非不得已的時候，才用生病的變化，來警告主人，表示：我受不了了，你趕快改，不然後果會更糟糕。

所以身體發生了疾病，並不是細胞叛逆，違反了主人的命令，而是主人無知，拼命對細胞加壓，卻不知道那樣早已超過了細胞能夠容忍的限度，於是，細胞只好應變。

生病，是受不了委屈的細胞在喊救命

生病，只不過是受不了委屈的細胞在喊救命的聲音而已。

如果生病時，能夠了解這是咎由自取，馬上回過頭來自我反省，改變對待自己的細胞的方式，給那些又忠實又忠誠的伙伴們一個機會，這麼一來，要恢復健康，其實也不難。

如果要更早知道細胞是不是在受委屈，那就要靠自己的敏感度了。有人說：「我的敏感度很遲鈍」，沒有關係，敏感度是可以訓練的。

放鬆、放鬆、再放鬆，然後你自己要很專心，譬如在靜坐的狀況下，你就開始聽得到細胞在說話，在傳遞訊息了。

最常感覺到的是身體的某一個地方有隱隱約約的疼痛、悶痛、或者比悶痛還要輕微的不適。

奇怪，平常活蹦活跳的時候，一切似乎都好好的，等到一旦靜下來，一旦放鬆下來，這些感覺就都出來了。而且，坐得越久、坐得越鬆、坐得越專注，這些感覺就越明顯。

原來活蹦活跳的時候，心也在活蹦活跳，亂糟糟，只會顧到身體外面的環境，哪裡有空檔去感覺自己體內的細胞在喊救命啊？

中醫的理論是「痛則不通」。其實，從細胞的角度來看，也是一樣。

細胞的最常見的基本結構是：細胞的一邊是血管或淋巴管，細胞的另一邊是管道。血管或淋巴管是體內的輸送系統，與體外是不相通的。管道則是與體外相通的輸送系統，譬如腸胃道、呼吸道、尿道、汗腺管、淚管、唾液腺管。即使是膽管或胰腺管，雖然深在體內，也因為在腸胃道有出口，所以是間接與體外相通。

既然都稱為管，都是輸送物質，當然最重要的條件是暢通無阻。而且因為體內的管道都是單行道，只向單一方向流動，如果不通，後果更為嚴重。如果是血管阻塞，細胞便會缺氧和缺乏養分，細胞的工作也得停擺。如果是其他管道阻塞，物質送不出去給使用單位，停滯在那裡，久了之後，水分沒有了，便再也流不動，便變成垃圾或者結石。讓垃圾把門戶給堵住了，那細胞還能工作嗎？不喊救命才怪！

疼痛，是細胞在喊救命的方式

疼痛，便是細胞在喊救命的方式。

絞痛，那是誰都感覺得到的痛。如心絞痛（心臟冠狀動脈阻塞）、輸尿管結石阻塞的痛、膽結石阻塞的痛，都屬於這一類，有時是要送急診的，有時甚至是威脅生命的。

血管並不需要到達完全阻塞的程度，只要血液循環不良，血流變慢，末端血管內的血液，便會凝在當地，附近細胞便會有缺氧的現象，於是產生各種程度的疼痛。有些時候，主觀的疼痛並不明顯，卻有壓痛的感覺。也就是用手指去壓某些部位時，會痛得叫起來。

這些都屬於慢性疼痛，悶痛也屬於這一類，如果不加以處理，慢慢

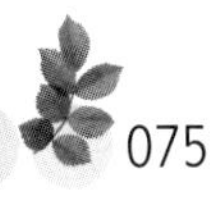

會越來越嚴重。

我看病理切片的經驗也告訴我，所有慢性病的組織，在結構上都有一個共通的地方，那就是血液循環不良。

所以，只要血液循環改善，很多毛病都會獲得不可思議的療效，很多疼痛的情況，也就不藥而癒了。

管道阻塞的情況比較複雜，因為管道的種類太多，造成阻塞的原因也各自不同。

不過，一般來說，管道阻塞的情況比較不容易發生，因為不管是什麼管道，都相當大。比較起來，輸尿管與膽管已經是屬於比較小的了。

所有管道的管壁，都是腺體細胞。腺體細胞都會分泌粘液，所以所有管道內都有粘液。粘液含水，比較容易流動，但是當流不動、水分又被抽掉時，便會變成結石了。

還有，粘液含有很豐富的養分，如果流動變慢時，會容易滋生細菌。因為管道都與體外相通，外面的細菌會進入，腸道內本來也有細菌，一旦體質弱時，便會形成感染。這個時候，也會感到疼痛。最常見的情形是盲腸炎，甚至需要手術侍候。

所以，疼痛一旦發生，即使是悶痛，或者是非常輕微的不適，只要持續出現，便代表細胞已經出問題，要停下腳步來處理了。

這個時候處理它，不會很困難，就不必等到健康檢查報告出現紅字時，目瞪口呆。

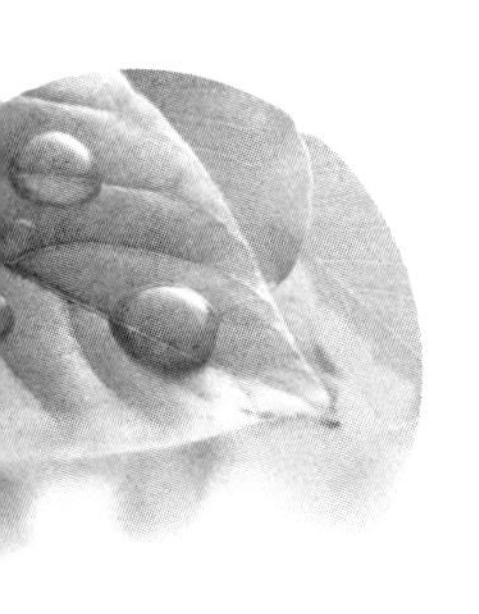

第二章

正確飲食，當地、當季、原味最好

第一節／吃對的東西，體質才會變好

瑜伽是一種非常特別的運動。

其他幾乎任何一種運動，都是動態的。走路，要動；爬山，要動；騎腳踏車，要動；球類運動，更是非動不可；跳舞，是優美地動；元極舞，是有韻律地動；即便是太極拳，也要慢慢地動。

只有瑜伽，是幾乎不動的，僅在那裡擺姿勢，而且是擺一些平常生活中不常擺出來的姿勢，擺完之後，要維持住，然後瑜伽老師更要求大家，放鬆、放鬆、再放鬆。

聽起來很容易嘛！才不。

因為我們平常都已經習慣做某些動作，筋骨相當僵化，尤其是不常

運動的人、年長的人、或者身體不好的人，要擺出正確的姿勢，已經很難，有時候是使出吃奶的力量，才勉強擺得出來，姿勢不正確、不優美還在其次，這個時候，卻要同時放鬆，真的只有苦笑。

不過，一切不可能，經過鍛鍊，經過時間的累積，成績還是慢慢地顯現出來。

姿勢慢慢擺正確了以後，真的就有餘力朝放鬆的方向努力，而且慢慢能夠配合老師的要求，放鬆、放鬆、再放鬆。

我的身體的細胞，似乎非常喜歡這種改變，於是，放鬆、放鬆、再放鬆的練習，不但在瑜伽教室內，也往教室外延伸，進入生活中的其他時候。

尊重我們的舌頭細胞

放鬆之後，我慢慢看到身體的健康在進步，也看到我在做人處事上比較輕鬆，卻沒有想到，瑜伽做到第五年，我的感覺竟也變得越來越敏感，包括耳朵、鼻子和舌頭。

我會聽到以前聽不到的聲音，亦即很遠距離的聲音。我會聞到很輕微的味道，在別人都沒有聞到之前，我就已經聞到了。我會對某些味道排斥，譬如走到菜市場，以前可以很自在地進去買菜，現在卻進不去了，因為被難聞的味道擋住了。最特別的是，我的舌頭的感覺，也變得非常敏感，只要是有關肉類的食物到了嘴巴，舌頭便會自動把它往外推，再也吞不下去。

於是，我開始吃素。

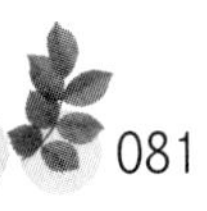

剛好這個時候，我要去韓國參加一個國際會議，同事幫我準備了五穀粉、還有堅果。去到韓國，我到超級市場買了很多水果，日子也很容易打發。

有一天晚宴，主辦國請客，不好意思不去，去到那裡，菜一道一道上來，都是肉，只有一個韓國泡菜可以吃，可是又那麼辣，只好跟侍者要了一碗飯及一碗水，水是用來洗泡菜的。同行的徐醫師看不過去，叫我試試吃新鮮干貝，我想干貝是我以前愛吃的，現在看起來也不腥、也不臭、應該可以試一試，於是夾了一塊往嘴裡送，到了嘴巴，不成，舌頭還是把它頂了出來。

因此，我只好安分地吃我的五穀粉餐，後來同來的醫師們也吃不慣韓國料理，還來分食我的五穀粉餐哩！

另外一次，我的同事塞給我一個粽子，說是素粽，我沒有提防，打開粽葉就咬下去，到了嘴巴，乖乖，馬上吐出來，我趕緊問，到底是什麼粽，同事過來一看，臉色大變，原來他不小心，把肉粽塞了給我。

這麼一來，我便不得不認真地改成素食者了。

我問我們一齊練瑜伽的伙伴們，是否有同樣的經驗時，大部分練瑜伽練得很好的人，也說感覺都會比較敏感，也有不少人因此改成素食。

因此我知道，這種情形，是身體裡面的細胞，在發出訊息，要求我們不要再吃這些東西了。

也就是說，這些東西，並不適合我們身體的需要。

當初，慶榮（我的丈夫，已於二〇〇九年去世）非常擔心我營養不良，但我堅持不吃肉，他也拿我沒辦法，於是逼我一天吃一個雞蛋，不過也只吃到第三天，就再也吃不下去，後來連牛奶及奶製品都斷了以後，人反而越來越舒服。

這之後，我體驗到，要改善體質，調整飲食習慣，竟然是最直接而且快速的辦法。

一般人的營養，都是經嘴巴吃進去的。這是說，製造體內負責新陳代謝的每一個細胞的材料，都是由飲食而來。從另一個角度來看，也可以這樣說：「你就是你所吃下去的食物變成的。」所以只有吃對東西，體質才會好。

麥都荀（John McDougall）是一位相當有智慧的醫師，他在治療心血管疾病患者的同時，還給病人開營養課，並辦烹飪班，幾乎強制式地監控病人的飲食，結果經過一段時間，他的病人不但普遍體重減輕了，血液中的脂性物質也減少了，而且，還有一部分病人，竟然復原到不需要藥物的程度。

約翰．羅彬斯（John Robbins）是美國人，本來是三一冰淇淋大企業的繼承人，年紀輕輕卻滿身是病，看遍醫師都沒有辦法醫治，於是帶著太太與年幼的兒子，跑到一個荒島，去過極為原始的生活，遠離汙染，並自己種菜種水果，結果不出幾年，什麼病都自動好了。所以他決定不繼承他家的事業，只希望把這種經驗告訴所有的現代人，希望他們不要再犯和他一樣的毛病。可是，他發現別人都把他當瘋子，不理他。有些人是聽到了他的話，卻並不想依照他的方式去做飲食與生活的改變。他感到沮喪極了，於是改變方式，自己去做研究，也到處去找做這方面研究的人，找到了很多現代飲食之所以會使人不健康的證據，一共花了十年，才重新出發，到處演講。

這一次說服力便強多了，聽眾的迴響也強烈多了，而且也有不少人因為改變飲食方式而身體變好了。於是他把這些經驗，寫成《新世紀飲食》」（*Diet For A New America*）一書，在美國竟成暢銷書。在台灣也有譯本，由琉璃光出版社出版。我常勸有意改變飲食習慣、或者感到對目前的飲食方式有疑惑的人，應該去看看這本書。起碼，我就從中間學到了不少東西。

致命飲食：癌症與慢性病的罪魁是動物性蛋白

不久之後，我又看到了一卷約翰．羅彬斯的演講錄影帶，他除了說明他的理念，還讓我們看到很多研究證據，其中最令人震撼的一段，是有一個病人，隔天將要接受冠狀動脈繞道手術（因為他當時的冠狀動脈已經阻塞到威脅生命的程度了），他怕以後可能很久吃不到大餐，前一天便去吃了一個牛排大餐，結果抽出來的那罐血液，是搖不動的，不像液體，竟然是黏黏稠稠的，可以用鑷子夾出來，真像一條蚯蚓。

這樣的血液，不把冠狀動脈堵住，才怪。可能他身上的其他血管，也一樣堵。如果不改變飲食，即使今天救回來了，以後鐵定還會遭到同樣的命運。

這卷錄影帶，我把它當作教材，每學期學生開始上我的課時，我一定放給他們看，他們很多人都被這個鏡頭震懾住，久久不會忘記。

還有一位美國的營養學家坎貝先生（T. Colin Campbell），從四十多年前便進入中國大陸從事營養學研究，最近出版了一本專書，中文譯名叫《救命飲食》（*The China Study*），也很快成了暢銷書。

四十多年前，中國大陸的社會還相當閉鎖，交通也沒有今天的發達，所以地域性的營養研究非常有價值。譬如某個地方的人都習慣吃某些食物，卻也缺乏某些營養素，於是就會生某些病。

他曾經發表過一張稱為癌症地圖的圖表，在中國大陸的地圖上，劃出一些地區性常見的癌症。當年我在教病理學時，也曾經引用過它。

他在研究生涯上遇到的難題，竟然不是在研究領域內的，而是當他要把研究成果發表時，往往遭到杯葛，因為他的研究結論，會對很多食品製造業者構成威脅。

後來他說：「我已經七十歲了，再不寫出來，恐怕來不及了。」於是他用寫書的方式，把他的研究結論向大眾報告。他的研究結論是：所有

癌症與慢性病的罪魁，都是動物性蛋白。原來，為了利益，業界是有力量介入學術界，並阻擋正確的資訊發表，而讓大家只相信業界的美言。

他並坦承，當他的研究才做到第十年（即三十多年前）時，結論就已經出來，從那時開始，他與他的家人就開始吃素。

嘻嘻，還是我的舌頭細胞厲害，不需要做四十年研究，不需要受業者杯葛的氣，就自然會把不該進入體內的食物擋在門外。

最近，我也發現一位相當敏感的小朋友。小朋友的媽媽告訴我，她生這個老二時便開始吃素，老二於是跟著她吃素，不過有時老二會羨慕老大所吃的葷食。有一次，他們在外面用餐，老二忍不住點了一盤蝦子，可是只吃了一隻就不吃了，還問媽媽：「為什麼看起來那麼香，吃起來卻那麼臭？」

如果真正要健康，我們是不是應該努力學習去尊重我們的感覺，尊重我們的舌頭細胞？

第二節／胃是身體的能源中心

一輛汽車能走動，全靠它擁有引擎，引擎發動了，車子才能動起來。引擎的動力來源，則要靠汽油。如果沒有汽油，只有引擎是動不了的。所以，引擎可以算是汽車的能源中心，汽油則是汽車的燃料。有汽車的人都深深知道，如果要一部汽車好好運轉，引擎的維護和使用好的汽油，是非常必要的條件。

在這一個層面上，一個人與一部汽車很類似，我們也擁有能源中心和需要燃料，那就是我們的胃和食物。

胃的容忍度比汽車引擎起碼大十倍

理論上，我們要「人」這部機器運轉得好、不生病，我們一樣必須對自己的胃善盡維護的責任，更重要的是，必須只攝取符合身體需要的食物。

可是實際情況往往恰恰相反，我們要求自己的身體不得生病，卻整天吃進一些不符合身體需要的垃圾食物，對胃這麼重要的能源中心予取予求，卻又不定期加以維護。

胃的容忍度，比汽車的引擎，起碼大十倍。也就是說，汽車的引擎一旦被蹧蹋到毀壞，必須進廠維修，可是，人的胃遇到相同程度的蹧蹋，卻依然撐得住，仍然能勉強做它該做的事。

因為胃尚能做它該做的事，主人往往忽略了照顧它的重要性，依然我行我素。到了胃已不能再做它該做的事時，主人才猛然發現，情況竟已這麼差，可能需要動刀動槍了。

吞胃藥只是把症狀蓋住而已，只治標不治本

這期間，難道胃都只在默默地忍受，不發怨言嗎？

才不，從一開始，胃細胞就不斷的發出警訊，告訴主人：「我快要生病了。」只是，沒有幾個人會對這些警訊加以理會。有些人甚至認為，吞幾顆胃藥，胃的毛病就應該得到緩解。殊不知，這只是治標，把症狀蓋住而已，就像拿床棉被把糞便蓋住一樣。

好噁心，那怎樣才能真正把糞便搬開呢？

讓我們進入胃腔，看看胃細胞如何運作。

胃的構造非常簡單，是個上下有開口的中空器官，胃壁只有一層腺

細胞，外面是豐富的血管，再外面是肌肉層。腺細胞會分泌粘液把進來的食物粘住，然後分泌酵素來分解食物，再把已分解成小分子的養分，送到小腸去，再由小腸進行吸收作用。肌肉的作用是蠕動，幫助食物往下送。

因為胃的構造簡單，所以愈簡單的食物，愈容易消化。譬如米飯，如果經過充分咀嚼，再混以大量唾液，進入胃，胃細胞可以很快就加以處理，但是，如果來了一塊炸雞腿，沒有嚼細便吞下去，硬梆梆的，胃細胞便沒法馬上消化，會把它推到一邊，慢慢再處理。太鹹、太甜、太酸、太辣、太粘、太複雜、太陌生……的食物，也都會被推到一邊去。

推在一邊的食物愈多，久不處理，必會變壞，甚至會對胃壁產生刺激，變成胃炎。這時，發酵的酸臭味會從嘴巴冒出來，當事人是久聞不覺其臭，旁邊的人可受不了。

我爬山的時候，最怕走狹窄的山路，因為上下山錯身而過的人，都幾乎要挨到你的身邊，一個不小心，他吐了一口酸臭氣，你就接個正著。正在爬山，又正在喘氣，無法馬上閉氣，簡直是要瘋掉。不爬山的時候，我也練就了一連串的反射動作，閉氣、轉頭，才再吸氣。

可是，當事人卻是一付若無其事的樣子。

有時候，當事人是朋友或者病人，我會好心提醒，說：「你的胃有問題。」大部分的人會說自己的胃沒事，有少部分的人則會回答說：「你怎麼知道？」以為我有神通。

這個時候，其實胃壁已經受傷了。

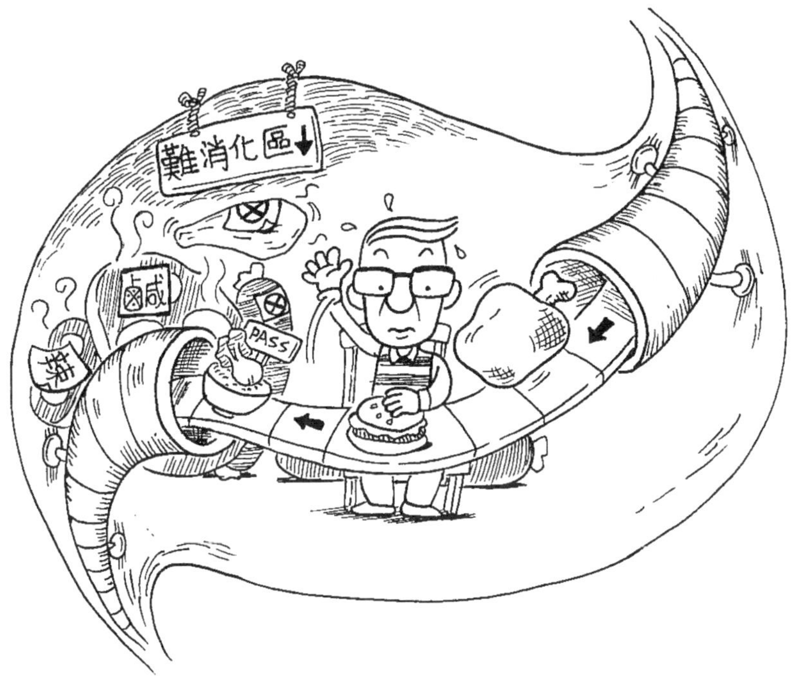

▲愈簡單的食物，愈容易消化。
太鹹、太甜、太酸、太辣、太粘、太複雜……的食物，胃細胞沒法馬上消化，久不處理，必會對胃壁產生刺激，變成胃炎。

改吃簡單有能量的食物，但要定時定量、細嚼慢嚥

正常的胃腔，如果用胃鏡直接去觀察時，會看到一個粉紅色的、平平滑滑的大房子，牆壁上是一層白色卻透明的粘液，雖然房子在緩緩地蠕動，卻不會打褶，也不會影響粘液的運作。

如果同樣用胃鏡去看一下有胃炎變化的胃腔，則會看到不一樣的光景。牆壁上的粘液，有些地方透明，有些地方不透明；房子的粉紅色變得不均勻，有些地方較淡，有些地方較深，甚至有些地方會出現更深紅色的斑點；房子在蠕動時，有時候竟然會打褶。觀看胃鏡的人，會用「好醜」來形容。

有救嗎？

有的。只要不繼續把刺激性的食物丟進去，改吃簡單而有能量的食

物，定時定量，加上練習細嚼慢嚥的習慣，胃細胞伙伴們便會很努力地去做修復的工作，房子可能又會恢復到當初那麼漂亮。

很多人看到我吃飯時，都會嚇一跳，說：「這麼簡單，怎麼夠？」可是接著又不得不說：「看你的精神都很好。」

對了，這可是我長久以來的實驗結果。

那麼，如果不理它呢？

哈哈，那以後就有得你受了。過一段時間以後（這段時間的長短，因人而異、因體質而異），胃的疼痛，或其他症狀，會陸續出現，你不理它都不成，卻不一定能夠完全復原。發展下去，也許會變成胃潰瘍，也許會變成胃癌，都不是好玩的。

喝冰水傷胃！可喝三口，含在嘴裡慢慢再吞下

近年來，夏天的溫度越來越高，很多人在戶外活動結束，進入屋子時，都會大喊受不了，接著衝到廚房冰箱裡，拿出一罐冰飲料，咕嚕咕嚕灌了半瓶，終於感到舒服一點了。

可是如果他能進入細胞世界，他會看到另外一個場景：把冰水灌進胃裡，就好比把水倒在正燒得火紅的炭上面，炭火不但熄滅，還在那裡吱吱叫痛哩。

本來胃液的溫度，就比體表高出好幾度。也就是說，胃細胞要在這種溫度的狀況下，才能運作自如。如果吃稍有溫度的食物，胃細胞會很高興，馬上配合消化。

但是，如果一杯冰水灌下去，胃液的溫度也馬上調低很多度，這

時，所有的胃細胞都只好癱在那裡，暫時罷工。一直等到身體別處的熱，抽調過來，慢慢地，胃液的溫度又恢復到它該有的溫度時，胃細胞才又活過來，開始工作。

如果常常灌冰水，胃細胞常常癱掉，胃細胞又有什麼辦法不受傷？消化功能又怎麼可能正常呢？

有人說，天氣那麼熱，全身冒汗，怎能不喝點涼的解暑呢？

聽起來好像很有道理。可是，感到熱的是嘴巴與喉頭，而不是胃。不能為了嘴巴與喉頭很爽，就犧牲了胃。

那怎麼辦？

我的辦法是喝三口，而且慢慢喝，每口含在嘴裡，等冰水慢慢變暖了之後，才吞下去。很多人試過這個辦法，都說，原來慢慢喝，三口也就夠了。

這麼一來，嘴巴也滿足了，胃也沒有受傷，健康才保得住啊！

如果我們對身體這具引擎的習性，充分了解，並善盡維護的責任，也提供給它很好的汽油，它自然就會提供給身體很充足的能源，讓我們運作自如。

第三節／選擇細胞需要的食物

二十多年前，當時我還在台大任教。有一次，一位同事去參加世界獸醫病理學會會議，回來時向我們作報告。

獸醫師的資料來源，大部分是寵物動物，少部分是野生動物。可是，不管是什麼國家，也不管是什麼動物，都有一個共同的現象，野生動物很少生病，寵物動物不但常生病，疾病種類也很多。還有一個令我們驚訝的現象，寵物動物所生的疾病，竟然與我們人類的疾病，幾乎一模一樣，也是癌症，心血管病、糖尿病、腎臟病……。

當時大家都覺得不可思議，可是，現在看起來卻理所當然了。

野生動物是憑牠們的感覺覓食，當然是去找牠們的細胞需要的食物。寵物卻由主人餵食，往往是主人吃什麼，牠就吃什麼。現在更進步到，竟然是廠商在決定寵物的食物，他們標榜經過研究而調配出各類寵物的飼料，還有不同的口味，儼然有讓寵物上餐廳的感覺。主人為了方便，也就自以為是的從善如流了。

寵物能夠反對嗎？能夠自己作出選擇嗎？

不能，因為牠們都不會說話。

不過，如果我們常常帶寵物動物去郊外，或者在農場過日子，不管貓、狗或其他動物，都會自行找野草野菜來吃，有時候有些疾病，也會因此而自行治癒。

可是，當寵物動物失去了牠們憑感覺去覓食的本能，又只吃下主人要牠們吃的那些不是牠們的細胞需要的食物時，牠們便會生病。

我們愛牠、養牠、餵牠，卻害了牠。

人類會說話、會思考、有智慧，情形會不會好一些呢？

不但沒有，情形反而更糟。

七、八十年前，大家都很貧窮的時候，很少聽到有人患上癌症、心血管疾病及糖尿病等疾病，有的都是傳染病及營養不良之類。等到美國人先富裕起來，吃肉的量增加，飲食型態改變之後，這些病增加了；第二次世界大戰之後，日本經濟慢慢轉好，輪到日本這一類病人增加了；三、四十年前，台灣經濟好轉後，輪到台灣這一類病人激增；最近十多年來，同樣的情形，竟轉到中國大陸去了。

有沒有人覺醒呢？

有。

美國資訊發達，美國人相信研究，所以智識分子早就悄悄地在改變，到一九七七年「麥高文報告」（*McGovern Report*）出來，呼籲國人為了健康，必須改變飲食與生活習慣時，更掀起了高潮。日本因為老人增多，對養生資訊很重視，也不少人在改變，到一九九六年，日本厚生省（衛生主管機構）把以前稱為成人病的這一類疾病，改稱為「生活習慣病」，並用官方力量去推動國民改變生活習慣，成效也慢慢地出來。台灣則因為宗教的緣故，素食人口相當大，如果加進健康素的觀念，加以推廣，成效會更佳。中國大陸的人因為沒有官辦健康保險可以依賴，生病必須靠自己，於是最近，養生類的書籍都大大地熱賣，電台電視的反應也很熱烈，好現象還是浮現了。

可是，有些人會問，怎麼下手改變呢？因為並不是每一個人都能憑感覺去分辨，那些食物是細胞需要的，那些不是。

既然胃的主要功能是把食物轉化成細胞的能源，那麼當然是越有能量的食物，細胞越需要；另一方面，越會損傷或消耗能量的食物，細胞越不歡迎。

現代人的主食，不是米就是麥。一般而言，南方人吃米，北方人吃麥。因為南方產米，北方產麥的關係。

這是老天爺的安排，也可以說是大自然法則。當地生產的食物，就適合當地人的需要。北方冷，當地人需要多一點熱量，所以麥的能量比較高；南方人不需要那麼多熱量，所以吃米。

那麼南方人如果吃麥，不是能量更高，更符合細胞的需要嗎？這可不一定，因為麥需要由產地運到南方，或者已經製作成麵粉再運到南方，這中間經過加工、包裝、檢驗、運送、貯存……等等流程，早就把多餘的能量耗盡，待麥製食物到達嘴巴，說不定還比不上吃一口飯。

有機糙米是細胞歡迎且需要的能量好食物

米又分白米、胚芽米與糙米三種。白米煮出來的飯較軟，比較討喜，但是能量最低，因為在碾米的時候，就把胚芽碾去，米的生命力沒有了，能量大降，加上去掉了營養價值很高的胚芽，營養成分自然不足。胚芽米還保有胚芽，能量較高。但是糙米就更好，不但保有胚芽，還有部分外皮，那是最佳的食物纖維，也是現代飲食中最缺乏的部分。

有人說糙米煮出來的飯太硬，吃不習慣，其實，水放多一點，甚至多煮一回，飯自然會比較軟。商人為了討喜顧客，甚至已有專門為了煮糙米飯而設計的電鍋。

糙米飯沒有白米飯軟，其實還有一個好處，就是吃飯的時候，必須用牙齒好好多咬幾下，細嚼慢嚥，混合大量唾液，也就是混合了大量酵素，使消化更加容易，細胞的吸收更快。

糙米等於一顆種子，是可以發芽的，稍為發芽的發芽糙米，因為蘊含著正在成長的生命力，營養價值更高，能量更強，現在也已有人從事這樣的生產，市面就買得到。而且，發芽糙米煮出來的飯，反而沒有糙米飯硬，更加可口。

有機栽種的糙米，因為沒有農藥及化肥的汙染，不需要另外消耗身體的能量去處理這些很麻煩的垃圾，其實細胞伙伴們是非常高興的。

從糙米的例子看來，需選擇細胞需要的能量食物，只要掌握幾個方向，其實也不難。

吃當地、當季、新鮮的，勝過進口、罕見的食物

首先，越新鮮的食物，能量越高。沒有農藥化肥汙染的青菜，能量更高。一把剛從菜園裡摘下來的青菜，與在超級市場的冷藏櫃拿出來的青菜，能量是不能比的。從這個角度看，加工越精緻的食品，其實能量越低。

然後，當地當季的食物，也是能量最高的。當地的土地，當時的氣候就會孕育出當地的人當時需要的食物，這也是大自然法則。而且時間對、氣候對的話，農民也不需要特別用心去加肥料或農藥。產量大的

話，價格也比較便宜。所以，走進菜市場，看到每一攤都有，又很便宜的東西，你就可以放心買，那些坐飛機來的食物，或者很難得一見的食物，通常我都不碰。

發芽種子讓營養更加分，黃豆芽勝過黃豆

還有，如果每天的食材已包含穀類，豆類（含堅果）、蔬菜水果類，其實，就已經滿足了細胞的基本需求。豆子及瓜子都是種子，種子經過發芽，能量及養分都會大增。譬如吃黃豆就不如吃黃豆芽。

不要吃太精製的食物，譬如白糖、精鹽、白麵粉……等等，而改吃紅糖、蔗糖、海鹽、岩鹽、全麥麵粉。因為精製食物在加工的過程中，營養已經流失了，能量也就減少了。

在餐館吃飯，還有一件很麻煩的事，就是廚師喜歡在菜裡加味素，

這麼一來，吃進體內的鈉太多，鉀相對不足時，也影響細胞的運作。我希望呼籲餐館自律，在門口豎一個牌子，標示：「我家不用味素」，讓顧客有選擇的空間。

還有，我們的血液是偏鹼性的，如果吃下偏酸性的肉類食物，胃腸無法完全分解、吸收，會在腸內腐敗，製造毒素，增加細胞的負擔。而且，由於血液為了中和酸性血液，必須從骨骼和牙齒中引出大量的鈣，這不但消耗細胞的能量，也會產生骨質疏鬆症。

最好的水是自然水、沒細菌但有少量礦物質

另外有一點是很多人比較不注意的，就是要喝好水。因為細胞的百分之九十是水，如果水不好，物質的交換就會受到影響。最好的水是自然水、沒有細菌，但是含有少量礦物質，所以裝一個好的濾水器很重

要。逆滲透或純水都不好，因為礦物質都沒有了，進入體內必須去血液中找礦物質來平衡，血液的礦物質馬上便減少了。電解水中如果礦物質太多，或者含有重金屬，也就不能喝。

如果我們能夠這樣去尊重細胞的需求，細胞給我們的回饋，將是身體越來越健康。

第四節／用感恩心提升身體能量

身體需要從食物中獲得能量，如果食物本身就沒有能量，那麼，吃多少對身體都沒有益處；相反的，如果食物的能量很高，那麼，並不需要吃很多，身體便會覺得夠了。

可以使食物的能量提升嗎？可以，這是辦得到的。

讓胃細胞感受到好情緒，身體吸收自然好

胃是一個非常情緒的器官。假設有一天，我賣力工作到中午，很餓

了，朋友帶食物來，擺了一桌，我走進來，聞到飯菜香，看到桌上一道一道的菜，朋友問：

「你最愛吃那一道？」

「嗯，這個好吃；嗯，這個也好吃；呀！這個也好吃；哈！這個也好吃……。」幾乎沒有不好吃的，餓了嘛！

你猜這個時候，我的胃長什麼樣子？

這個時候，胃會整個充血，血管漲得大大的，帶來了血液細胞準備工作；而胃壁是粉紅色的，胃液分泌非常旺盛，每一個胃細胞都會圓潤飽滿起來，細胞膜上的絨毛也會張牙舞爪般伸伸縮縮，準備大幹一番。這光景下，當然什麼都好吃。

正在感恩自己是多麼幸福的時候，如果我的同事悄悄走進來，在我的耳朵旁邊說：「台大醫院來電話，說你先生出事了，在急診處，希望你去一趟。」這時我的胃幾乎是立刻進入緊張狀態，血管都關起來，胃整個變成白色，胃細胞都扁掉，絨毛也都無力地垂了下來。接著，胃口也沒有了，東西也不再好吃了。

如果我很理智地告訴自己：我這一去，不知要忙到幾時，讓胃一直餓著不大好，先吃一點吧。於是勉強自己吃了幾口才出門。

你猜這些食物，對胃真的有好處嗎？才不！

因為胃已經進入罷工狀態，食物進去，只有擺著，一直要等到事情辦完，身體放鬆下來，胃細胞才會慢慢復原，才又有力量去處理那些食物。如果食物已經擺太久，就會腐敗掉，要當垃圾來處理了。這麼一來，對胃不但沒有好處，反而成為負擔。

我們平常吃飯，都不大注意胃的情緒，囫圇吞棗吃下去的東西，即使很有能量，能轉換成身體的能量，便很有限。如果能注意到胃的情緒，吃下去的東西，全部變成身體的能量，能量無形中便增加了很多。

記得媽媽做的飯菜嗎？每個孩子都超愛吃媽媽煮的東西，因為那裡面充滿了愛心，當我們懷著感恩心在吃的時候，似乎每一個胃細胞都感應到，它們作出的回應是歡歡喜喜地工作，這頓飯的吸收，便會絲毫不打折。

如果做媽媽的，利用孩子的感恩心，從小就培養他吃健康而有能量的食物，使其成為習慣，那麼孩子的體質一定較好，長大也比較不容易生病。

我現在吃不到媽媽做的飯菜了，可是，每星期二的中午，往往會有朋友帶菜來，我們吃吃聊聊，很快樂。每星期三中午，我一定吃到好友阿桂給我準備的愛心便當，非常感恩。其他日子，我自己煮。我的食材，來源都很可靠，尤其是主婦聯盟生活消費合作社，更是我近十年來的靠山。

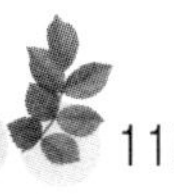

感謝並以行動支持優良農友種植的好食材

當初我從國外回來時，環保問題還很少人談，柴松林教授、馬以工女士便拉著我們創辦《新環境雜誌》，每月出刊，宣導環保觀念。我負責供稿，尤其是醫藥相關的，同時也參加座談會。

可是，要把環保觀念宣導到實際可行，似乎尚有一大段距離。

後來，真正把環保做出漂亮成績的，卻是主婦聯盟。一群主婦從新環境延伸出去，獨立成立基金會，組織所有的主婦，從家庭與社區下手做環保，做得有聲有色。

幾年之後，主婦聯盟又成立了主婦聯盟生活消費合作社，專門督導商人或供貨者，提供高品質的食材，食品或日用品，使每一個會員的家庭，都可以免於不良商品的威脅。

這群主婦，可不是普通主婦而已，其中可有很多是學有專精的專家教授們，他們有一個共同的特色，就是充滿愛心。他們用媽媽般的愛心，加上專業輔導，去幫助商家或供貨者出產好商品。他們也用愛心去感動農友們改種有機農產品，同時提供技術指導及提供銷路，所以回應越來越好。

我現在吃的稻鴨糙米就是這樣來的。

農友們用有機的方式栽種稻米的同時，把鴨子放在稻田中玩耍。鴨子可以在田間自在地玩耍，當然是因為沒有農藥威脅的緣故。同時，鴨子又可以幫忙吃掉植物間的小蟲，省了農友們去蟲的功夫。還有，鴨子拉出來的大便更是自然的肥料，真是一舉數得。

用稻鴨糙米煮飯時，會飄出一股特有的、淡淡的清香，聞到的人，都忍不住要多吸幾口。

每次吃飯時，我都會不由自主地想到那些可愛的鴨子，想到那些用

心的農友，還有那些付出無盡愛心的主婦們，心中充滿感恩，往往忍不住笑。

這樣子吃下去的飯，能量能不高嗎？

平常我喜歡一個人吃飯，一個人吃可以不必講話。一個人可以慢慢吃、慢慢咀嚼，也達到細嚼慢嚥，幫助消化的目的。而且，一個人吃，可以吃得很專心，把食物的原味都吃出來。

真正健康的蔬菜，是不會出現蟲咬痕跡的

三十多年前，我在寫關於環保的文章時，寫過一篇〈蟲咬過的菜可以吃〉的文章，當時還覺得很得意，朋友們也很認同。因為既然蟲蟲會去咬菜葉，表示並沒有農藥汙染，可以安心地吃。

現在回過頭來看這篇文章，就覺得有點慚愧。蟲咬過的菜可以安心

地吃是沒有錯，但是當時認為蟲會去咬的菜是健康的菜，這個觀念卻有待修正。

這些年來一直在吃健康的菜，有能量的菜及原味十足的菜之後，發覺真正健康的菜，是沒有蟲咬的痕跡的。也就是說，健康的菜，蟲是不敢去咬的。一旦能夠被蟲咬到留下痕跡的菜，已經不是健康的菜，雖然不一定是生病的菜，也許也要算是亞健康的菜了。

認識的農友們也告訴我，真正健康的菜，蟲是不咬的。

這個現象，其實跟人是一樣的，真正健康的人，感冒病毒、細菌都會過門不入，侵不進去。感冒病毒與細菌會去侵犯的人，通常都是體質比較差的人、亞健康的人或者病人。

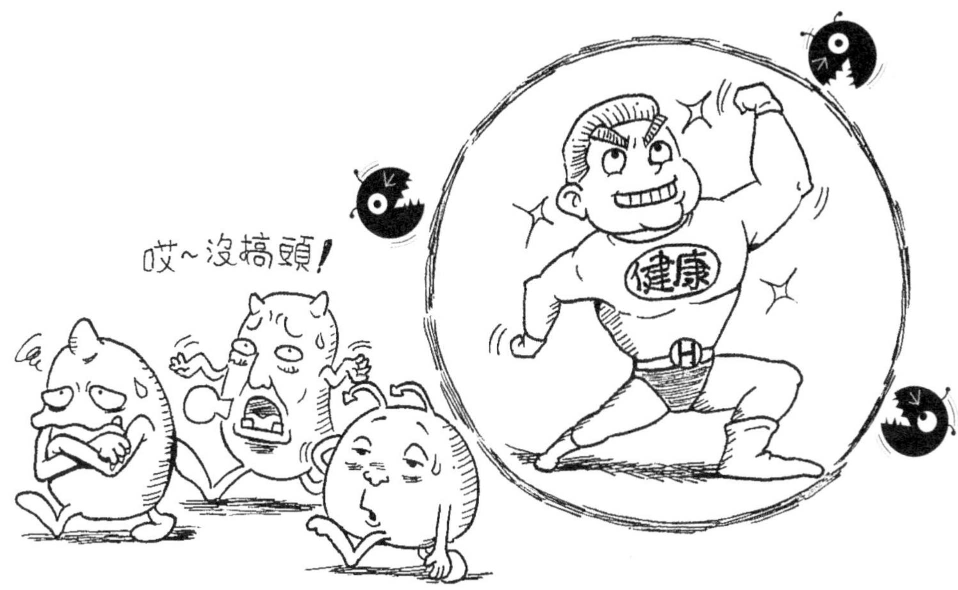

▲健康的菜，蟲是不敢去咬的。一旦能夠被蟲咬到留下痕跡的菜，已經不是健康的菜了。人也是一樣，**真正健康的人，感冒病毒、細菌都會無法入侵。**

為什麼會有亞健康的蔬菜呢？也許與土地缺乏某些礦物質有關，也許與日晒不足有關，也許與灑水的水源不乾淨有關。譬如溫室栽培的菜、水耕菜，你自己去試試便知道。如果再去找到那早已在市場失去踪影的土芒果、土番石榴，光是那股誘人的香味，就足以在宣示，它們是多麼的健康，多麼的具足能量。

把這些具足能量的食材帶進廚房，其實你真的不需要是個什麼了不起的廚師，稍作搭配，煮了之後最多放少許鹽巴，香味便溢出來了。

誠心感恩大自然給我們的厚禮，食物的能量便自然通通轉換成我們身體的能量了。

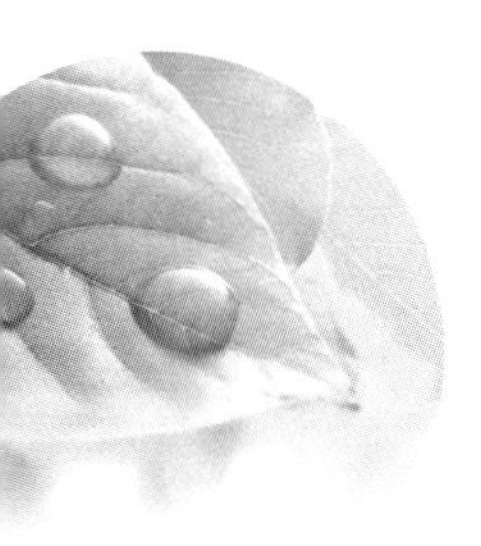

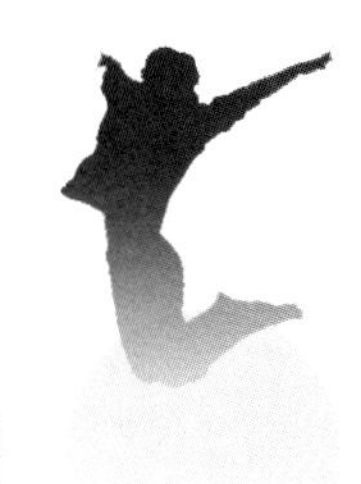

第三章

持續運動，要健康就要讓細胞動起來

第一節／要活就要動

有一次，慶榮與我去參加一個二十五公里行程的登山活動，走到山頭，已近中午，領隊招呼大家坐下休息，每人打開自己準備的便當，開始午餐。

正在吃得高興的時候，有一個大胖子氣喘如牛地衝上山來，也很靦腆地坐到一邊去開始午餐。顯然他也是屬於我們這一隊的，只是走得慢，落在後面。吃過飯，大伙還在休息，慶榮興起了他曾經身為記者的專業好奇心，走過去採訪。

「老兄，爬山好玩嗎？」

「不好玩。」想也知道，為了趕上隊伍，喘到臉紅脖子粗，滿身大

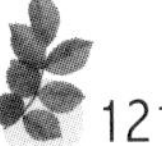

汗，那有什麼好玩？

「那你為什麼要來？」

「這是我的藥呀。」

「怎麼說？」

這位胖子老兄說出了他的神奇故事。

原來他早就已經胖得很難過，最近的威脅竟然是睡不著、吃不下及拉不出來，也就是有失眠、食慾不振及便祕等毛病，去看醫師、吃藥、減肥……，都無效。他焦急得不得了，卻也沒有辦法。不久前遇到一個朋友，朋友沒說什麼，只叫他明天跟他去爬山。他去了，走得比這次還要慢，還要辛苦，走到一半，他跟朋友說，走不下去了，可不可以先回去，朋友說，可以呀，可你要自己回，我可要跟著隊走。當他掉過頭來看來時路時，他呆住了，路都認不得，如果在山上迷了路，豈不是更慘。於是他只好硬著頭皮撐下去，到達終點時，他的腳已經不聽使喚了，幾乎是用爬的進入車廂。可是第二天，他卻興奮得不得了。他餓了，他吃得下了；他也拉得出來了；而且當天睡得像死豬。他的三個問題都只是因為爬一趟山便通通解決了。

於是他把爬山當成藥，每個星期一定要跟一次，已經跟一陣子了。

慶榮又問他：「那你為什麼要選這個二十五公里的行程，十五公里的行程不是比較不累嗎？」

他很幽默地說：「病重要用重藥呀。」原來他試過十五公里的行程，感覺效果沒有二十五公里行程的好。

當時台北的週日登山活動大致分兩種，一種是十至十五公里的郊遊路線，適合攜家帶眷慢慢走；另一種是二十五公里的健行路線，適合已有登山基礎的山友們練腳力。每星期五的報紙上會刊載，哪個登山隊會去哪裡、路程多遠、集合地點在哪裡，以及是否要帶午餐等等，你只要準時到達集合地點，跟著大伙走就行了。

登山健行讓氣血暢通，是一帖健康良藥

我患癌症以後，經過手術、電療及化療，身體變得很衰弱，加上台大的工作又很繁忙，極度缺乏運動。慶榮發現，爬山是可以幫助我恢復健康的好方法，因此堅持在週日及例假日，拉我上路。

老實說，那時候我並不喜歡爬山，因為當時我的身體太差，爬的雖然都只是郊山，或者只是近郊的產業道路而已，可是對我來說，仍然是苦事一樁。

不過，走走停停，我的身體還是在進步，從走產業道路，到走十五公里的山路，到走二十五公里的健行路線，甚至還登上台灣最高的玉山。我的身體不但比以前耐操，不只不再感冒，也已不再需要住院，不用再看醫師了。

道理在那裡呢？說穿了，就是血液循環改善了。

從前的社會，人們為了生活，必須捕魚、打獵、下田……，付出很多勞力，生活才能溫飽。

在這些需要下，人類身體內的各種器官組織，其實是具有適應重勞動的能力。也就是說，那時候人類的胃，消化了吃下去的食物，所產生的能量，是足夠當時從事勞動的手、腳及其他肌肉消耗的，那時人的血液循環，鐵定比現代人的血液循環旺盛。

可是，在現代化的社會中，人的生活型態，幾乎完全改觀，不但很多工作已經交給機器代勞，而且出入有交通工具，上下樓有電梯。人越來越不勞動，器官組織當然越來越萎縮，尤其是肌肉與血液循環。

我們身體內的血液，比起台灣的交通網、公路路線的設計，還要完善得多。每一個人身體內血管的數量，都比平常的需要量多出很多倍。只是，有些血管是活動的，是正在使用中的；有些血管則是關閉的，是備而不用的而已。

勞動的人，參與活動的血管較多，血液的流通也比較暢旺，特別是與勞動有關的手腳肌肉部分。缺乏勞動的人，參與活動的血管較少，因而大部分的血管都閉塞著，血液的流通也比較不暢旺，尤其是在冬天，於是手腳都是冰冷的。

血管同市區的馬路一樣，馬路如果經常使用，經常有車輛行駛，就很暢通；如果沒有經常使用，沒有車輛行駛，馬路就容易堆滿垃圾，有時還會被攤販占據，甚至會被人築了違章建築。這時，如果馬上需要使用，就顯得慌了手腳。

胖子老兄那麼胖，顯然他的血管，早就已經堆滿垃圾，甚至違章建築，細胞已經很難工作了，於是食物已經進不去，大便也出不來了，再下來還會發生什麼事情就很難預料了。幸好他碰到貴人，而且下的是猛藥，更幸運的是第一天就見效，這讓他有信心繼續下去，並慢慢體會到運動對身體的好處，體會到血液循環慢慢恢復暢通所帶給身體的舒適。

坐著不動，違反大自然法則，容易生病

我的情形與胖子老兄不一樣，我的血液不良是因為手術、電療及化療，都會分別對組織造成損傷，有些組織甚至已經死亡或者萎縮。譬如我的左邊脖子及左邊肩膀的肌肉，就早已萎縮成結疤組織，要恢復正常，據常理來說是不可能的，可是，經過這些年來持續的運動，漸進式地增加運動量，脖子及肩膀的功能，也已恢復了不少，譬如我現在已經可以背著自己的背包（以前都是慶榮背的），獨自去爬山，甚至出國。

慶榮陪著我每個週日及例假日爬山，轉眼竟已三十多年，看著我的血液循環在逐漸改善，也看著我的健康狀況在改善，他不只是高興，也很得意，認為那是他堅持的功勞。去年，雖然他在生病中，已經不能爬山，仍然堅持要我週日去爬完山回來才去照顧他，也叮嚀我，即使他不在，我也要持續爬下去。現在，雖然週日例假日我都獨自在山徑中漫

步，但是感覺中，他仍然在我的身邊，陪著我。

三十多年來，我們在山中遇過無數的山友，只要有機會，慶榮都會過去跟他們說話，其中只要是持續地爬山的人，大部分都是中老年人。雖然他們爬山的因緣各個不同，但會持續爬山的理由，絕大部分與血液循環改善，及與健康情形改善有關。

有一次，在南港山上碰到一個八十多歲的老太太，她的腳步仍然相當矯健，她說她每天一早就上山，一天當中其他任何事情都可以放下不幹，只有爬山，就是不能停。你想，如果爬山對她沒有好處，她會這麼堅持嗎？

人是動物之一。既然叫做動物，那當然就是應該動才對，現代人生活太安逸，幾乎不用動，顯然違反了大自然法則，要不生病，才怪。

所以，要活得好，就得動。

第二節／運動要得法

我的專業是細胞病理，就是從一張抹片或者一張切片的樣貌，去判讀病人的身體狀況。抹片與切片的組成單位是細胞，可是判讀的根據，不能光靠看細胞，而要先看整張抹片或者切片的組成架構，我把它叫做細胞相，就像人有臉相的情形一模一樣。

免疫能力差或體質不好的人，都有特定的細胞相。這些人一旦去做運動，或者改變生活型態，使身體的血液循環改善，細胞相就會改善。

以前我與學生對看顯微鏡，一旦看到這樣的細胞相時，我如果問：「怎麼辦？」學生都會異口同聲地回答：「叫他去爬山。」因為我常常帶學生去爬山。

爬山可用自覺最舒適的步調，慢慢地爬

爬山的確是一項很好的運動。

爬山不用特別張羅工具，只要一雙不會滑倒的鞋子就好了。爬山不用花什麼錢，一個水壺、一頂帽子就可以上路。爬山是很輕鬆的運動，可以用自己走得最舒適的步調慢慢爬，累了，休息一下再走，不用趕。爬山甚至不需要熱身，到了登山口，慢慢往上走，身體自然就熱了。爬山沒有競爭性，不像球類運動，非要把對方打敗才達到目的。相反地，爬山時，如果有一個隊友落後，前面的人還會回過頭來幫他揹背包、陪他、為他打氣，務必把他領到目的地不可。這是希望大家都好，大家都健康的團隊精神，不是拼個你死我活的競爭性運動，所以爬山是沒有壓力的運動。相反地，爬山是抒壓的好方法，因為爬山需要大力呼吸，大

量排汗，可以把很多壓力造成的毒素與悶氣排出去，同時，爬山很少單獨行動，你一句我一句的閒聊，有時候在無意中就開竅了。

爬山還有一個大收穫是因為遠離都市，進入山林，呼吸到不一樣的空氣，讓你的肺大量補充能量。我的一位老師很老了，仍然在爬山，學生們疼惜他，怕他會出意外，問他為什麼還要去爬，他說：「我要去換氣。」真的，如果在細雨濛濛中走在山中，那空氣，那股甘甜、清新的味道，馬上就會讓你有充了電的感覺。

還有，別的運動，時間都比較短暫，只有爬山，起碼爬上一兩小時，十五公里就要四、五小時，二十五公里就要七、八小時，這樣運動下來，效果比較容易看得到。那也就是為何前文提到胖子老兄寧願辛苦，也要選擇二十五公里的路線，是很容易理解的。

在台北市，爬山更是方便得不得了。因為台北是盆地型的都市，四面都是山。台北市政府近年來規劃與整修了很多親山步道，路標清楚，

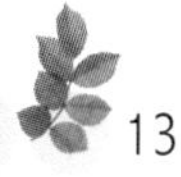

路況良好，如果拿著市民手冊，你還可以看到每一條步道的簡單介紹、步道長度與步行大概所需的時間，如果還要知道更詳細的路線狀況，還可以上台北市親山步道主題網去查詢。

爬山雖然很好，但是膝蓋不好的人卻不適合爬山，因為那樣會增加膝蓋的壓力，反而會受傷，尤其是走下坡路，壓力更大。這樣的人，要運動，便以走路最適合了。

走路要持續十五分鐘以上，才有運動效果

走路，倒是一種人人能做，完全無副作用的運動，連病人都可以做。只要有開始，能夠持續做，再慢慢增加份量，效果就可以看到。我的運動也是從走路開始的。

有規律的走路，在連續達到十五分鐘以上以後，就可以使身體裡面

的很多器官組織發揮運動的效果。因為走路可以使身體內的很多肌肉，尤其是大腿的肌肉，做連續的收縮和放鬆的動作。肌肉連續地收縮和放鬆的同時，肌肉中大量的血管，也在連續地收縮與放鬆。這樣，心臟與血管的交通，就會更加暢通，血液循環增加，廢物也會更快被運走。

走路這種運動，由於不需要裝備、不需要技巧、不需要花錢、不需要運動場所，因此，隨時隨地，想到要做，就可以做，是十分自由自在的運動。

走路時，身體與情緒都鬆弛下來，會完全忘了緊張的壓力，很多與壓力有關的毛病，譬如胃痛、背痛、頭痛、拉肚子等毛病，都會在走路成了習慣以後，逐漸獲得改善。

由於走路不必講究技巧，所以走路不必把注意力集中在自己的腳上面，這樣，就可以把注意力抽出來，放到別的事物上。因此，有些人在走路時，還可以同時做觀鳥、觀星、觀賞植物、觀賞大自然等等的活

動。這是走路的另一個好處，一方面可以運動，一方面又可以發展很多別的樂趣出來。

爬山與走路當然不是運動的唯一選擇，除了爬山及走路，我做過的就有慢跑、游泳、有氧運動、瑜伽、體操、拍手和靜坐，就只有球類運動、跳舞及騎腳踏車沒有試過。

打球反而讓人緊張，也易受到運動傷害

每一個人對運動的選擇，雖然都有他自己的偏好，但是如果選擇錯了，有時候不一定能達到運動的目的，反而會傷了身體。

有一個朋友來找我問健康的事情，我看了以後建議她去做運動，過了一個月，她又來了，說越運動越糟，現在頭很痛。我問她是如何運動的，她說：「我們公司地下室有一個乒乓球桌，每天中午我就去打它一

個小時，因為妳說運動最好連做一個小時才有效。」

我問她如何能連打一小時，她說：「我必須先去搶桌子，並辛辛苦苦地把每一個上桌的人都一一打敗，一直連莊，才能連打一小時。」要把所有的對手通通打敗，那要多緊張呀！這哪是運動，簡直像打仗，怪不得她會頭痛。

所有球類運動都有這個問題，因為想贏，所以要動腦筋，於是緊張，人緊張時血管便關起來，很難達到增加血液循環的運動目的。

球類運動也容易受到運動傷害，像棒球容易傷肩膀，打籃球容易傷膝蓋與腳，練舉重的人容易傷腰與背。為了運動，結果受了傷，也違反了運動使身體更好的目的。

有一位家庭主婦問我，整天在忙家事及帶孩子，算不算運動？我說不算，那是勞動而不是運動。因為家庭主婦做家事，常常同時做幾件事，有時做完一件，又趕做下一件，是忙，卻不是放鬆地動，所以也無法達到運動的目的。

游泳得留意氯水殘留與水溫適應的問題

還有一個很敏感的學生告訴我她的經驗，說她去台北市的某個游泳池游了一趟回來，身上的氯氣味道，三天後才消失。這表示，游泳池水的消毒用氯，是很難沖掉的，留在皮膚，當然就會進入人體，影響人體健康。

游泳還有一個問題，就是水溫低，即使是溫水游泳池，水溫也比體溫稍低，如果沒有足夠的熱身及高超的游泳技術，下水之後，你的體溫馬上下降，要動好久，身上的血液循環才能增加到可以適應水溫的程度，可是，你已經要起來了，這樣的游泳，也無法達到運動的目的。

所以，要想從運動中得到最大的收穫，必須要有一些原則。

選擇能放鬆身心、又不會運動傷害的運動

首先是必須慎選運動的種類。選擇能放鬆身心的運動，又不會帶來運動傷害的運動，譬如以走路做開始就非常好。

然後要逐漸增加運動量。剛開始運動時，可以選擇比較輕鬆的運動，經過一段時間之後，便可以逐漸增加份量。這樣，也就可以慢慢增加運動的效果。換句話說，剛開始運動時，以舒適為原則，以後就可以逐漸增加運動量，增加到有點累的程度，增加到出汗的程度。我們的心臟與肺臟的潛力是很大的，比昨日的運動稍為劇烈一點，是傷不了它們的，而且，心臟與肺臟的功能，反而會隨著日漸增加的運動量而增加。因此，逐漸增加的運動量，還可以使心臟與肺臟的潛能發揮出來。

運動要持續不斷、且逐漸增加運動量

最重要的一個原則卻是運動必須是持續不斷的。如果能夠按著一定的進度去進行各種運動，人的體力與耐力都會逐漸增加，會使人覺得所做的運動越來越輕鬆，身體也越來越健壯。那是因為持續運動以後，肌肉工作量增加，心臟肺臟潛能逐漸發揮，血液循環改善，細胞養分充足，廢物送得出去，於是，人也就漸漸往健康的方向邁進。

要健康，不但要運動，而且要運動得法。

第三節／笑，讓細胞運動

平常，人如果要健康，除了要營養充足，還要有適當的運動，讓養分能進入身體內的每一個部分，滋養各種組織。如果每一種組織都能平均地分到必須的養分，身體的狀況便能達到平衡，不致顧此失彼。即使出了意外，也可以臨時截長補短，等意外結束，再慢慢恢復平衡，也就是恢復健康。

以前的人，生活比較簡單，勞動較多，癌症、心血管疾病較少見，進入二十世紀以來，社會變富裕了，吃得好、住得好，生活相對卻比較緊張，運動大幅度減少，有些人的運動僅止於工作需要的走路而已，這麼一來，癌症、心血管疾病的發生率，便越來越高。

進入細胞世界，其實，細胞的需要，與一整個人相比，也很類似。每天給它足夠的養分與氧氣，細胞們便能運作自如。細胞世界有完美的補給系統、環保系統、排泄系統，還有完美的國防系統或免疫系統，同時每一個系統都有很大的貯備空間，供給意外之需，而每一個系統又彼此合作無間，彼此支援，因此，在正常狀況下，幾乎是不可能生病的。

可是，如果一個人沒有足夠的運動，血液循環不順暢，那麼，即使吃得再好，也會有一些組織得不到養分，或者相對缺氧，久而久之，問題便出來了。在還沒有發展到癌症或心血管疾病之前，更常見的是疲倦、吃不下、睡不著、拉不出、胸悶、各種疼痛……等等。這是表示，養分與氧氣並未送達所有的組織，或者在到達該到的組織前，便停滯不前，時間久了，便成了垃圾，這麼一來，又更阻礙了後來要進入該組織的養分與氧氣。這種情形，持續下去，便成了惡性循環，再不理會，更嚴重的病變，也將隨之而來。

所以，如果一個人運動量不足，最起碼，他要讓他自己的細胞運動、運動。

細胞怎麼樣運動呢？很簡單，笑，就成了。

哈哈大笑，讓全身及內臟細胞慢跑或跳舞

有沒有看過人捧腹大笑，笑到在床上打滾？那是很激烈的全身運動，整個身體的細胞都在顫動，就像全身的細胞都在跳舞的樣子，甚至眼淚也出來了，鼻涕也出來了。

即使只是開懷大笑，或者哈哈大笑，橫隔膜也必定配合著上下顫動，收縮放鬆。這麼一來，呼吸心跳會加快，可以吸進更多的氧氣，可以增進血液循環。同時，也順便推擠腹部的內臟細胞發生顫動，肝細胞動起來了、胰細胞動起來了、胃腸開始蠕動了、連膀胱的細胞都動了。

笑著笑著，有人要去尿尿了，便祕的人也受益了。所以可以說，笑是內臟的運動，是內臟的細胞在作慢跑運動，這是多麼有趣的譬喻啊，哈哈哈哈哈……。

微笑，讓身體放鬆、細胞隨時都在做瑜伽

那麼如果秀氣一點，來個微笑，細胞有沒有在運動呢？有。

在微笑的時候，身體是放鬆的。身體放鬆時，全身的細胞是自在的。自在的細胞不但是圓圓潤潤的，而且可以依工作需要而拉長縮短。也就是說，細胞隨時都在做瑜伽，在做伸展運動。

讓細胞做瑜伽，想到這，就夠好笑了吧。

而且，笑的時候，身體便放鬆了，也可以緩解神經緊張，因而可以

減少細胞承受的壓力。

身心俱疲時，想辦法笑一笑，疲倦便能得到舒緩。因為笑的時候，情緒會興奮起來，興奮卻能夠令體內的能量流動順暢，不致淤滯，因此，疲倦的情形便得到改善。

笑還可以治病。

《笑退病魔》這本書描述一位美國文字工作者，患了一種沒法治癒的疾病，全身關節動彈不得，疼痛難當。後來找來很多好笑的錄影帶，天天笑足好幾個小時，幾個星期之後，疾病居然慢慢地好轉。他還把這些經驗，傳給很多其他病友，也有不錯的反應。

有一次，一位病人眉頭深鎖地來找我，我看到她鬱鬱寡歡的樣子，便問陪她來的小女兒，「你媽媽怕不怕癢？」小女兒說：「怕。」於是，我悄悄告訴小女兒：「以後媽媽躺在床上的時候，你就去搔她的癢。」結果，這位媽媽在每天大笑的情形下，慢慢舒解了深鎖的眉頭，真正的病也比較容易應付了。

還有人得了憂鬱症、躁鬱症、精神官能症……等病症，都因為學習天天大笑而得到緩解的。

傻笑、狂笑、竊笑、假笑，都對身體有益

為什麼笑竟有這麼神奇的功效呢？

原來笑的時候，大腦會分泌腦內啡，一種使人感到愉悅的物質，進而把情緒導向好的方向，產生快樂的情緒，身體於是放鬆了，器官功能於是得到平衡，細胞可以自由自在地工作，沒有壓力。那時，即使身體有病，細胞的自癒功能也可以盡量發揮，甚至達到治癒的目的。

怎樣笑才有效呢？

怎樣笑都成，不管是微笑、偷笑、竊笑、傻笑、大笑、狂笑……，

只要心中有笑意，大腦便會配合，分泌腦內啡這種快樂賀爾蒙，讓細胞放鬆。

假笑可以嗎？

假笑也可以，因為假笑的人其實想笑。是心裡想笑，可是肌肉太久沒有做笑的動作，僵化了，笑不出來，經過練習，便會習慣，便很快笑得出來。所以，只要心裡有在想笑，有笑意，便是好的開始了。

朋友們很喜歡跟我說話，因為可以不斷地聽到我哈哈大笑。

我與病人相處的時候，也很喜歡把對方逗笑，笑著笑著，病情便顯得沒有那麼嚴重，希望卻變得越來越濃。

所以，笑是可以傳染的，鬱悶的時候，不要窩在家裡，不要鑽牛角尖，走出去，走到會笑的人旁邊，看著看著，你就笑了。

甚至，你可以用聽的，聽著別人在大笑，聽著聽著，你也就笑了。

有些朋友偶而會打電話給我，說要聽我笑，我不會罵他神經病，我會馬

上笑給他聽，笑著笑著，聽著聽著，他便說好受多了。

笑，可由學習而來

笑，還可以學習而來。

有一次我到癌友新生命協會與癌友分享「與癌和平相處」的經驗，說到「笑」對細胞的正面意義，當我說了一些故事以後，癌友們對笑的熱烈反應，竟然出乎我的意料之外，笑聲也很震撼，我正訝異於這群人竟然特別具備笑的細胞時，有人告訴我，他們有「笑笑功」的例行練習，由高瑞協老師帶領，每次先暖身，接著伸展筋骨，繼而開懷大笑，大家都很喜歡。

我於是認識了高老師，自然而然也去上了高老師的課，我學到一個新經驗。

「笑」不只是心裡想笑才笑得出來，也可以在暖身、放鬆、舒活筋骨的順序下開放胸懷，讓彼此在互動中將笑擠出來，一旦笑出了聲音，笑開後自然就會出現神奇的效果。

有一次跟高老師去台大醫院精神科病房，帶領一群住院病人練習「笑笑功」時，我看到的是一群非常僵化的撲克臉，我當時的感覺是倒抽一口冷氣，想說怎麼帶？可是高老師卻用他那高度的熱情與豐富的肢體動作，鼓勵大家作動作、放鬆、互動，把笑硬是給擠出來。

當病人們最後有人狂笑，有人大笑，有人微笑，有人似笑非笑……時，最感動的不是病人本身，而是在病人身邊照顧病人的家屬們，還有護士們，我看著他們在流眼淚，邊流眼淚邊笑，我也流淚了。

高老師還把這套功法帶進監獄、看守所、毒藥物癮勒戒所及安寧病房，讓這些幾乎不可能快樂的人們分享快樂，笑了出來。

現代人生活太緊張，不管上班族或者學生，都有很多人笑不出來

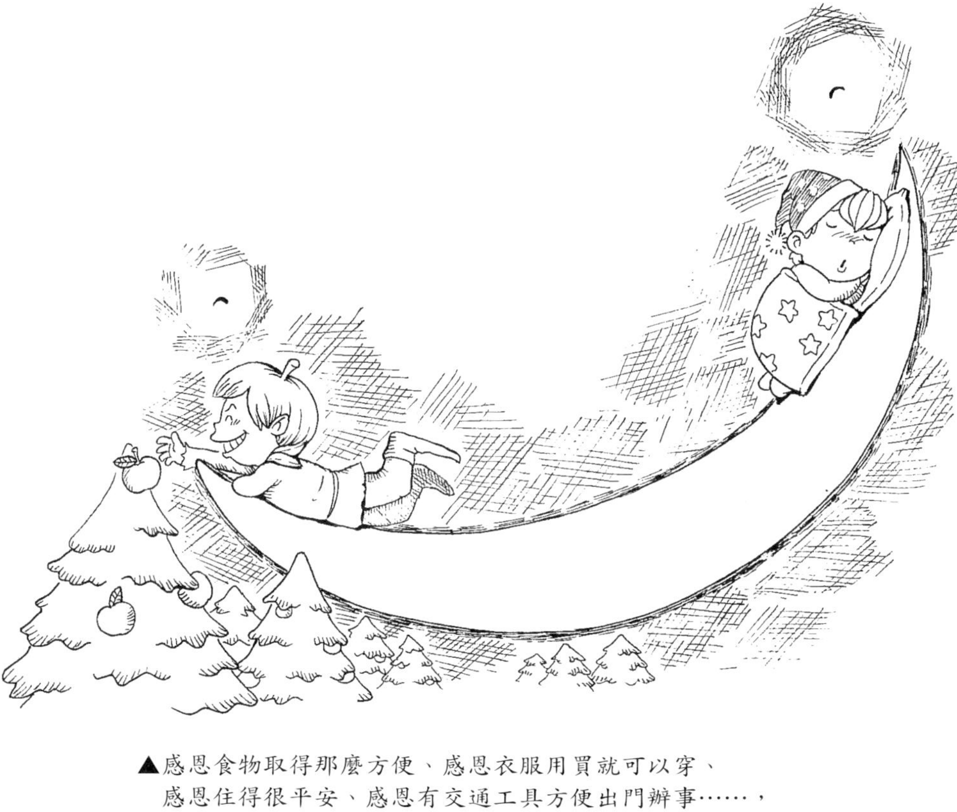

▲感恩食物取得那麼方便、感恩衣服用買就可以穿、感恩住得很平安、感恩有交通工具方便出門辦事……，感覺好幸福唷，這樣就笑出來了！

了，必須重新去學習笑。

在台灣，帶領笑的團體很多，你可以參考《大笑的驚人力量》，以及《笑出你的健康與長壽》等書，裡面甚至有列出固定的地點時間，你只要準時到達那裡，就可以跟著大家笑。

如果沒法找到人帶領著學習笑，又想笑，那怎麼辦？

很簡單，只要心存感恩，你就有笑意了。感恩食物取得那麼方便、感恩衣服用買就可以穿、感恩住得很平安、感恩有交通工具方便出門辦事……，幸福唷，笑出來了吧！

還有，當你看完這篇文章，發現自己居然知道了那麼多關於笑的資訊，你也該偷笑了吧！

哈哈哈哈哈，讓我們一齊笑，笑出健康。

第四節／靜態的運動

運動不就是動的嗎？難不成還有靜態的運動？

靜坐一小時，就能活絡血液循環、修復組織

是的，有沒有看過別人靜坐？

有呀！只看他雙腿一盤，坐好，就聞風不動，脊椎挺得直直的，就這樣子而已。一小時了，什麼也沒做，這也叫運動，是不是有點問題。

一個小時不動是不錯，可是你看他的汗，一直流一直流，衣服已經濕透。除非大熱天，否則在外面走路一個小時也不見得會出那麼多汗，

這不是運動是什麼？

對耶，為什麼不動也會出汗？真奇怪。

我們看慣了動態的運動，走路啦、爬山啦、球賽啦……，動久了，血液循環增加，體溫增加，排汗是用皮膚的毛孔散熱，不讓體內的細胞給燒壞了。靜坐時，雖然人沒在動，體溫卻也在增加，所以也會排汗。

為什麼？

動態的運動，都是肌肉在動。身體內肌肉所含的血管數量，幾乎占全身血管數量的一半。一半的血管動起來，也會順便帶動其餘一半血管的循環，所以即使身體有病，但因為血液循環改善，自癒能力加強，病況就逐漸改善。

事實上，肌肉很少生病，生病的地方，都是胃啦、肝啦、腸啦……等等內臟組織，如果讓這些地方的組織去運動，直接增加這些組織的血液循環，那不是更省事嗎？這就是靜坐時的狀況，人沒動、肌肉沒動，

可是肌肉以外的組織都在動，而且動到體溫增加，滿身大汗。

平常，內臟的修復工作都靠晚上，人睡著時，內臟細胞卻在那裡窸窸窣窣地努力工作，修東補西的，目的是讓主人一覺醒來，感到精神煥發，又可以應付一天繁重的外務。可是生病了，或者還沒有病出來，內臟卻已經很虛弱的時候，光靠晚上的修復工作，便顯得不夠，必須靠白天多多休息來補強，如果能夠練習靜坐，情況會改善得更好。

因為睡覺的時候，新陳代謝是緩慢的，血液循環也變慢，所以這個時候，細胞們是慢慢地工作，可是白天，或者光是坐著放鬆地靜坐，細胞還是照白天的新陳代謝率在工作，比睡覺時快得多，效率當然比較好。身體越放鬆，血液循環越旺盛，體溫越高，於是，汗便流得越多。

而且靜坐有一個好處，不需要大腦下命令，命令肌肉往前走、往上走……，只是靜靜地坐著，大腦什麼都不想，只是不斷告訴自己，放鬆、放鬆、再放鬆，細胞自然知道，血液應該搬到什麼地方，先修補哪些組織，然後按很合理的順序，去做它們該做的事。

有些陳年舊傷，也會被照顧到。我的脖子舊傷，最近也在改善中。

我有一個朋友有一次在戶外靜坐，忽然聞到一股香菸的味道，他在想，誰那麼討厭，跑到我的身邊來抽菸，可是張開眼睛張望，前後左右都並沒有人，那麼，香菸味道應該是從自己的身上冒出來的啦。原來他戒菸十幾年，現在才藉著靜坐在排毒。

神奇吧！

可是，要到達這樣的境界，是要經過鍛練，而且持續做下來，才可能看到的效果。

「好像不難嘛。」

「要不要試試看，十分鐘就好。」

「腿盤不起來！」

「那就別盤。」

「腰挺起來原來挺費力的，怎麼放鬆？」

「慢慢習慣就好。咦，怎麼才不到一分鐘就動了起來。」

「人家這裡癢嘛！這邊也開始酸了。好哪，原來靜坐要坐好，真的不簡單。」

氣功、瑜伽或靜坐，都可讓細胞有喘息機會

靜坐、氣功及瑜伽，都屬於靜態的運動，而且不管做什麼氣功，做什麼瑜伽，最後一定進展到靜坐的層次。做這些運動，如果做得好時，身體是放鬆的，細胞是自由自在的，血液循環是活絡的，器官的運作是平衡的，所以身體的自癒功能是無礙的。

這些運動，都是我們老祖宗的智慧結晶，那個時代，醫藥並不普遍，如果要不生病，最好的辦法，就是靠自我鍛鍊。

瑜伽是印度老祖宗傳下來的，因為中間有人加以整理，加以推廣得力，所以成為一種可以按部就班去學習的運動。中國的老祖宗也有類似瑜伽的運動，那叫導引術，可是因為沒有人加以整理及推廣，所以較不為人所知。

氣功因為派系非常多，如果跟對了老師，功法又適合自己，那麼，勤練下去，也可以看到一些成績。

靜坐也就是禪坐，倒是非常盛行，到處都有教室，到處都可以學。我是從瑜伽開始，慢慢進步，再進入靜坐的階段。

做瑜伽熱身要足夠、動作要慢、心情要放鬆

瑜伽要做好，熱身一定要做夠，而且動作要慢，放鬆地做，久而久之，才會看到效果。

我光做瑜伽的熱身運動，就做了兩年，做到熱身動作很熟練，身體肌肉比較不僵硬時，才開始練習瑜伽動作。做瑜伽動作時，我也不求快。練習時，做得非常慢，每次動作之間的休息時間也非常長，一定休息到局部肌肉放鬆為止。

想不到，慢與放鬆，果然是瑜伽的要訣。慢慢地做，放鬆地做，幾年之後，我的背傷的狀況，竟然逐漸在改善，不再需要復健，不再需要吃藥，更重要的是，我並沒有受到運動傷害。

學瑜伽以後，每堂課都有少許時間練習靜坐。我們的靜坐，什麼竅門也沒有，只是讓自己坐得舒服，脊椎擺正，然後告訴自己：「頭放鬆，脖子放鬆……腳放鬆」而已。可是，當我做瑜伽做到第七年，腳可以雙盤了以後，我便愛上了靜坐，而且，每天早晚做完瑜伽，一定要靜坐一回。早上靜坐結束，感覺精神很好，晚上靜坐做完，也會睡得比較好。

後來讀很多書才知道，原來用導氣的方式靜坐，有時竟會走火入魔，產生精神上或生理上的障礙。但是，如果用放鬆的方式靜坐，把念頭空掉，不去想東西，也不期待什麼，反而可以使大腦的腦波停在產生 α 波的狀態。只要腦波持續在 α 波狀態中，身體就完全放鬆了。

不過，要一般人坐著時，不去想東西，把念頭空掉，並不是那麼容易做到，所以開始時，老師大多會教靜坐的人把念頭靠在一些東西上面，譬如心中一直唸「放鬆」或「我要健康」之類，或者靠在一句佛號，一句咒語上，都可以暫時把雜念停住，也就與把念頭空掉的境界很接近，也可以讓腦波呈 α 波的狀態，繼續靜坐下去。

不過，要在瑜伽、氣功及靜坐上看到療效，卻絕對急不得，最好根本不期待，而只是把它們當作生活的一部分，並把這種精神融入生活。因為不管是做瑜伽、氣功或者靜坐，基本上都是在學習放鬆與放慢腳步，如果我們在生活上能用這種態度，時時放鬆，事事放慢，就已經是在放細胞一馬，讓它們有喘息的機會，自癒力自然就會增強。

第五節／被動的運動

路媽媽九十歲了，身體還很硬朗，她每天都固定出門去做運動，運動個半天才回家，這天她沒出門，出去倒垃圾時，鄰居看到了，問她：

「路媽媽，為什麼今天沒有出去做運動？」

「嘻嘻，今天我不用出去做運動，王師父會來替我做運動。」

「王師父不是替你做推拿嗎？為什麼說是替你做運動？」

「他替我做一次推拿，比我出去做幾天運動都管用，所以我不用出去了，省下了。」

「真有那麼神？」

「我如果這裡不舒服，那裡不舒服，只要告訴王師父，他東按按、西按按，我就好了，有時候我也不用說，他就知道該按那裡，連醫院都不用去了。王師父說這不是普通的推拿，這叫經絡調整。」

刮痧、拔罐可改善局部經絡堵塞、血液循環

老祖宗的智慧真是不可思議，那個時代，連科學兩個字都沒有發明出來之前，他們就已經把人體的結構摸得一清二楚，知道所有的內臟都有經絡連到體表及連到手足，如果不是大病，把這些經絡堵塞的地方推一推，經絡通順了，問題就解決了。

基本上，小孩子在出生的時候，經絡是全部通順的，只是在成長的過程中，東堵一點西堵一點，才會越來越糟。到生病了，卻怪罪細菌或病毒，不想想「物必自腐而後蟲生」的道理。到老了，又賴給年齡，不肯自救。

所以理論上，你只要想盡辦法，去把自己身上所有的經絡弄通順，血液循環自然更順暢，健康的情況自然會恢復到嬰兒般，無病無痛。

到那個時候，要臨終無障礙，又有何難。

辦得到嗎？

還是那句老話，如果你不定下目標，那就一定辦不到。如果目標定下了，努力了，那就只有越來越靠近目標，不會越離越遠。

要把血液循環弄順暢的方法，前面已經說了很多。要把經絡堵塞的地方弄通順，老祖宗也傳下來了不少方法，包括刮痧、拔罐、按摩、指壓、拍打、拉筋、艾灸、熱敷、泡腳……等等。

我從我的中醫師、我的病人及我的朋友等處，到處挖寶，大膽嘗試，結果果然使我的生活品質逐漸改善。看來，這些改善也是使我不必再住院的主要原因之一。

我最先學到的是刮痧與拔罐，兩者的目的，都是使局部皮膚的微血管，甚至毛孔張開，於是氣血灌注，用間接的力量，或者拔罐器的負壓，把堵塞在血管內的淤塞物質，從微血管的縫隙，硬拉到微血管外面，到達體表，再由體表的微血管，把淤塞物質運走，局部的經絡堵塞與血液循環，就會慢慢改善。

血液循環比較差的人，刮痧與拔罐的當時，皮膚比較痛，刮出來的痧或者拔罐的位置，顏色比較紫，皮膚修復的時間，也比較久，但是，痧一刮出來或者拔罐器一拿掉，就不痛了，表示皮膚並沒有受傷，而且，似乎馬上便感覺舒服多了。

有經驗的人甚至可以憑拔罐的位置與拔出來的顏色，判斷出體內病變的部位在那裡。道理其實也很簡單，哪裡顏色最深，這塊皮膚相關的臟器的血液循環便會最差，病變便會在那裡。

我最常用到拔罐的時候，是夏天去爬了半天山回來，雖然有出汗，但熱仍然散不清，悶在體內，很不舒服，這就是中醫說的中暑。其實中

暑就是血液循環比較不好的人，排汗不良，暑氣出不來的現象。這時，拔個排罐，痧出來了，再喝一大杯熱水便舒服了。

不過，我排汗的情形，已經一年比一年好，拔罐器伺候的機會，已經在逐漸減少了。

刮痧是針對不能拔罐的地方，譬如脖子。或者沒有工具的時候，一根湯匙就可以上路。現在，更方便的工具已經有很多種了。

然後，我學會用艾條或艾絨來灸。痛或冷的地方，灸它一下，熱會透到深層的組織，比任何其他工具，包括熱敷墊、熱敷包、小電毯、熱水袋……都來得好。因為別的工具透熱性都不夠。

拍打，藉助黃豆棍、拿捏輕重，改善疼痛與不適

還有一個法寶是拍打。

很久以前，我就知道全身拍打很好，甚至只是局部拍打也很好。說很好是因為不管怎麼拍打，都可以增加血液循環。只要血液循環增加，對身體便有好處。

老祖宗的智慧告訴我們，痛則不通。也就是說，經絡走過的地方，如果發生堵塞，氣過不去，那裡的血液循環一定差，細胞便用痛的方式來發出警訊。

我就勸過很多個有月經痛的學生，做拍打腹部四周的運動，每天持續做，月經痛的問題便解決了。

不過用手拍打，手會很痛，很多人做不了多久，便不想拍下去。同時，如果血液循環實在很差的人，用手拍打，都只是皮痛，更裡面的毛病，根本接觸不到，幾乎等於白打，所以必須改變工具。

坊間現在已有的拍打工具，種類非常多，我也試過其中很多種，都覺得不是很理想，一直到我接觸到黃豆棍，才真正見識到拍打的威力。

黃豆棍是用結實的布，縫成一條大約一呎長、兩吋寬的圓筒袋子，中間填以黃豆，再把口部紮起來便成。拍打時，很有彈性，不需很用力，便有效果，與別的工具不一樣的地方，黃豆棍會把力量透到深部，會影響到比較深的組織。

哪裡痛，或哪裡不舒服，就拿黃豆棍朝那裡或那附近拍打，只要打出拔罐、刮痧的效果，痛與不適竟能夠馬上就獲得改善。

不過，如果皮膚上有病灶，譬如有腫塊、有潰瘍、或者有曲張的血管，就不要朝病灶直接打下去，而是朝旁邊的皮膚或者另一側的肢體下手，慢慢圍攻進來，讓整體血液循環改善，病況自然有改善的機會。

有一個朋友，肩膀很痛，手抬不起來，才打沒多久，手便抬起來，並能連續維持三分鐘。

另一個朋友，膝蓋彎不下去，在大腿及小腿幾處拍打了一會，膝蓋竟馬上就可以彎下去了。

拍打很簡單，朝痛或不舒服的地方打就是了。要效果快，打重一點。怕痛，輕輕打，打久一點，也有效。大部分的地方，可以自己打。只有一些地方，譬如背部，自己打不到，就要請別人打。胸部內有肺臟，比較脆弱，可以握空心掌打。上腰部及後腰，內有臟器，用手掌輕拍無妨。四肢肩背肉多的地方，就可以儘管用豆子棍。自己打，知道輕重，應該不會出問題。了不起打出一片瘀青，幾天也就散了，順便廢物運走一大批，人當然比較清爽。

拉筋、推拿讓身體放鬆、氣更通

拉筋，本來就是瑜伽的強項，我多年來做瑜伽，很有進展，但是，也有一些瓶頸，就是突破不了。好友映宣於是加入戰團，在她連續替我拍打一陣子之後，我的下肢自己已經拍不出東西，她卻替我拍出不少大

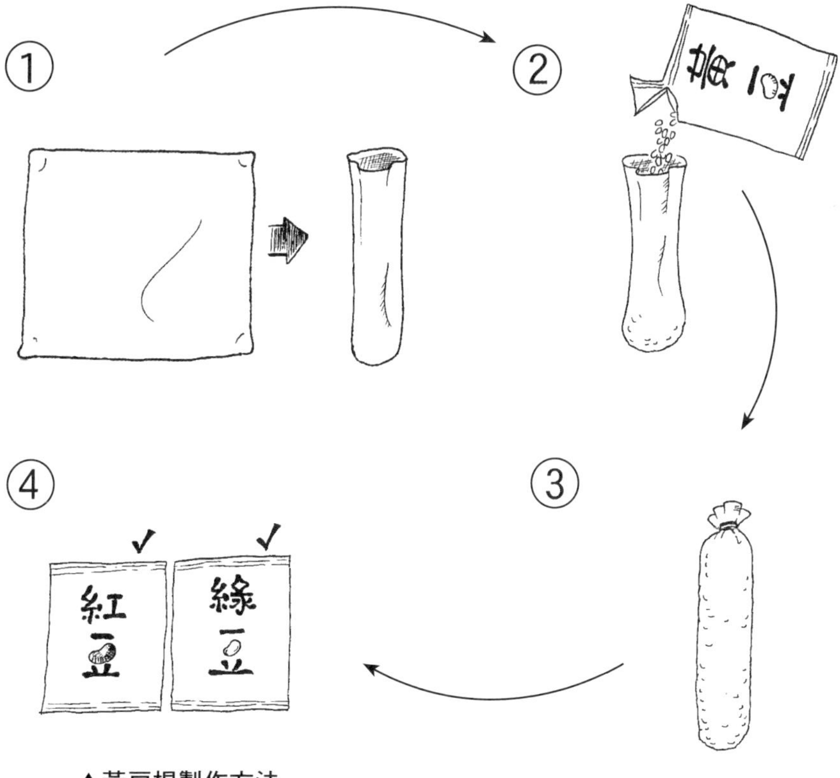

▲黃豆棍製作方法

(1)用結實的布，縫成一條大約一呎長、兩吋寬的圓筒袋子
(2)中間填以黃豆
(3)再把口部用橡皮筋紮起來就可以
(4)用綠豆或紅豆也行喔

大小小顆像彈珠般的瘀血，終於，做完瑜伽後大休息時，我自己暗示自己：「頭放鬆，脖子放鬆……腳放鬆，腳慢慢熱起來。」的時候，腳竟然真的就熱起來，害我興奮得不得了。

我的脖子及肩膀，電療後已經肌肉萎縮結疤，常常痛，我已幾乎不抱希望，好友映宣很細心地替我鬆筋及拍打之後，現在竟然鬆了一些，靜坐時，已有感到氣開始通過，長期冰冷的左手也開始慢慢變暖了，真神奇。雖然這只是開始，卻已經讓我看到了希望。

推拿更是我多年來沒有斷過的努力方向，在鬆筋與拍打有突破後，推拿竟然也更順手，證實我的努力並沒有白費。

感恩老祖宗留下那麼多方法，也感恩我的身體，提供了一個實驗場所讓我實驗，證明所有的方法，包括爬山、靜坐、瑜伽……等等，在彼此互補長短的狀況下，讓我的細胞一路創造奇蹟。

不錯，有努力，就有進步。

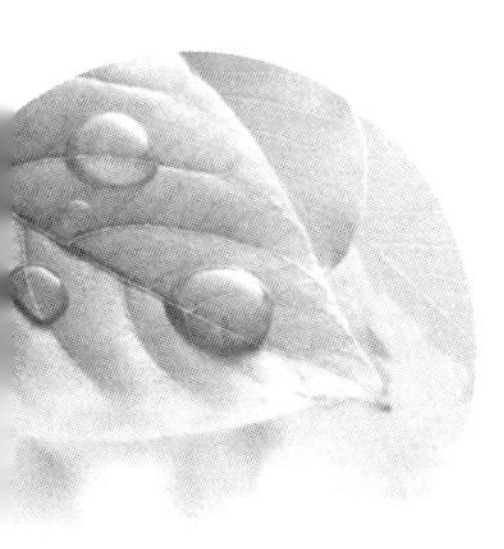

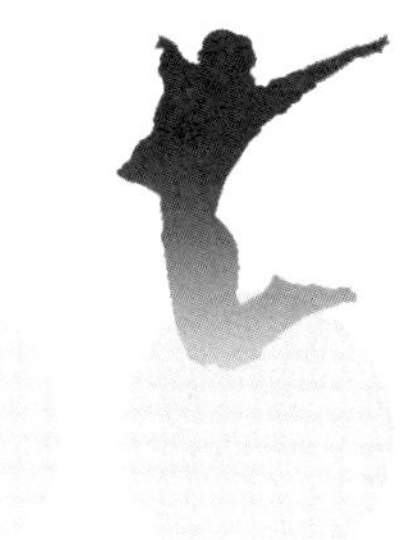

第四章

生活規律，細胞會回饋給你好身體

第一節／生活要規律

當過兵嗎？

二等兵的上面有一等兵、上等兵，上面有下士、中士、上士，上面是士官長，然後是軍官，少尉、中尉、上尉、少校、中校、上校、少將、中將、上將，最高的是一級上將。一層管一層，夠複雜的。可是，為了維持軍中的紀律，又非這樣子不成，因為如果大敵臨頭，沒有紀律的軍人，會一心一意去迎敵嗎？

我們身體的細胞數目，大約有六十兆。不要說比任何一個國家的軍人多，比全世界的人口都不知道多了多少倍，那麼，管理的人豈不是需要很多嗎？才不，只有一個，那就是我們的念頭。

我們的細胞組織結構，設計得非常完善，儼然一個國家的模樣，什麼系統都有。而且，什麼細胞做甚麼工作，也分工得很細膩。還有，連甚麼細胞在甚麼時間該做甚麼工作，都在設計之列。只要主人念頭一起，細胞們就會自然作出回應。

念頭起來了：「我要搔癢。」手就自然伸出去，才幾秒鐘而已，手指就作出搔癢的動作。

可是，這幾秒鐘你猜已經驚動了多少細胞？先是癢的地方用神經通路通知大腦：「這邊有點癢」，大腦的判斷區作出判斷：「只要搔癢就可以解決問題」，然後大腦作出決定：「要搔癢」，再由大腦的行動區去執行，大腦的行動區於是再經由不同的神經通路去通知手，手的細胞作出回應，收縮放鬆，伸到癢的地方，再由手指的細胞來完成任務。一共驚動了多少細胞？數不清！

一個小動作就有這麼多細胞參與，而且動作反應的路線又這麼長，如果中間有一個搗蛋的細胞，結果會怎麼樣？

軍人需要絕對效忠國家，軍中也有軍紀，其實就是為了防範其中會有萬一存在的搗蛋份子，使軍隊的整體運作受影響。可是在細胞世界裡，這樣的事情不會發生，細胞不但對主人絕無二心，而且忠實可靠，除非細胞得不到足夠的養分及氧氣，這麼一來，細胞也只是反應會變緩慢，或者感覺變遲鈍而已。

在細胞世界裡，細胞在不同的時段，會進行不同的工作，這點非常特別。因為體內任何工作，都需要血液，可是血液有限，不可能同時提供給所有組織，於是在設計上，血管會在不同的時段，依不同的頻率而共振，讓某一經絡上的所有組織，氣血特別充盈，工作更加順利。

早上五點到七點，是解大便、排廢物的最佳時段

譬如早上五點到七點，大腸的氣血充盈，大便應該這個時間排出，把昨天生產的廢物排光。如果這個時段不排光，廢物堆在腸裡，便會變成宿便，或者養細菌，或者產生毒素，都對身體不利。

又譬如早上七點到九點，胃的氣血充盈，這個時候吃什麼都容易消化。到下午三點以後，腸胃道的氣血便比較不足，吃下去的東西，比較不易吸收。古語說：早餐要吃得好，中餐要吃得飽，晚餐要吃得少。其實就是指出，早餐中餐吃得好，身體比較容易得到養分，晚上吃的，卻往往成了身體的負擔，所以要吃得少。

可是，現代人剛好相反，早餐常常不吃，或者吃得很簡單，但是晚上卻吃大大的一頓，堆在腸胃裡，不易消化，也不易吸收，於是變成廢物，到處堆積，久而久之，身體怎麼可能不生病？

晚上十一點到早上三點，應熟睡讓細胞專心工作

又譬如晚上十一點到早上三點，肝膽系統的氣血最充盈，這個時候，最好已經睡熟，讓肝膽系統的細胞可以慢慢把白天所造成的廢物或者毒物解決，以便利排出去。同時，這個時段也是造血的時候，因為血液細胞的耗損率很高，不隨時製造新的細胞來補充，便會不敷使用。所以，這個時段，應該是熟睡的，細胞才能專心工作。

早睡早起身體好，這是古人傳下來的教訓，誰都讀過，可是現代人卻顛倒做了。

自從發明了電燈，電燈普及的地方，人們開始晚睡，電視出來之後，又更晚了，上網聊天、網路遊戲流行後，連學生與兒童都睡得越來越晚。晚上該睡卻不睡時，所有氣血便硬是被抽調去大腦、去眼睛、或者手腳，肝膽系統及造血系統的工作便沒法順利進行，久而久之，誰能不生病呢？

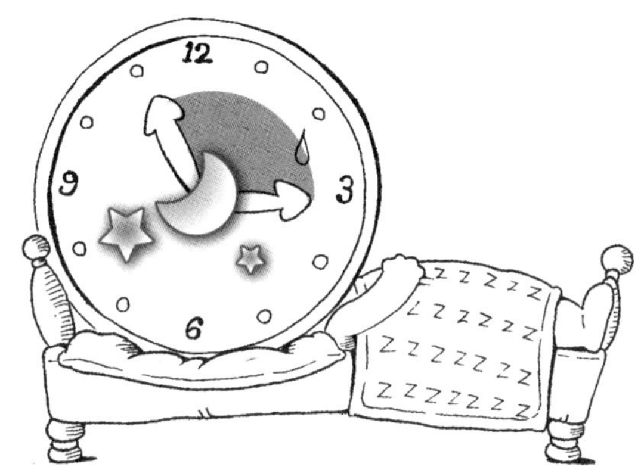

▲晚上十一點到早上三點，應熟睡讓細胞專心工作。

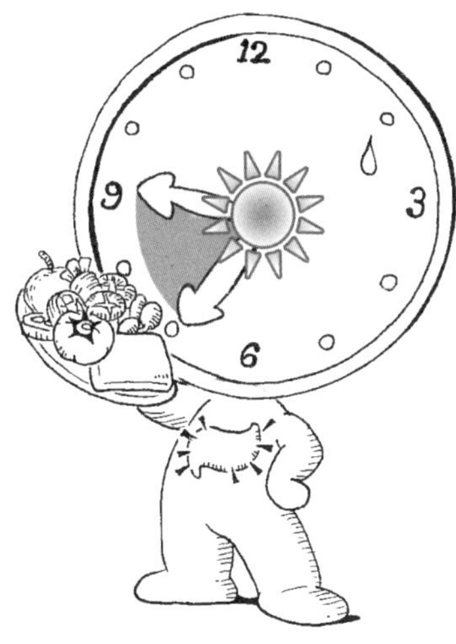

▲早上七點到九點，胃的氣血充盈，這個時候吃什麼都容易消化。

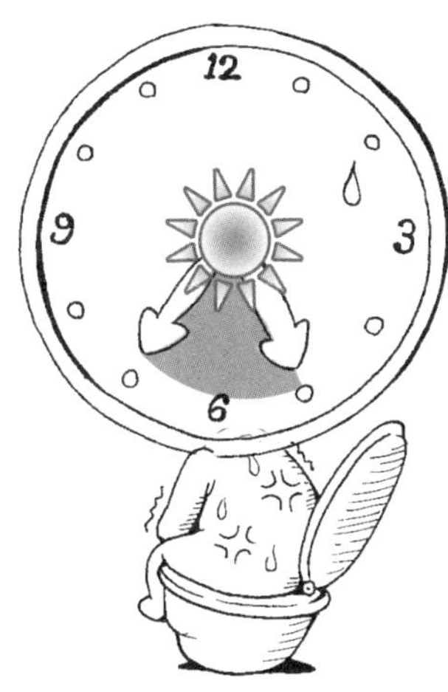

▲早上五點到七點，是解大便、排廢物的最佳時段。

把吃飯睡覺時間調好，細胞自然給主人好的回饋

知道了細胞的運作方式，如果我們想不生病，或者是現在已經身體很衰弱、體質很不好的人，想要改善體質，起碼就有了個下手處。

把吃飯的時間與方式改好，把睡覺的時間調好，完全配合細胞世界的規律，那麼，慢慢地，細胞自然會給主人很好的回饋。

不過，要看到效果，這樣的生活規律，便必須持之以恆，日日如是，時時如是。不可以做做停停，或者常常犯規，或者一日捕魚，十天晒網。這麼做，都會給細胞世界帶來困擾。

在軍中，要把所有軍人的心都帶到萬眾一心的境界，並不是一件那麼容易的事情，因為每一個軍人都有各自的一顆心，雖然在同一時間，有可能卻在想不同的東西。可是，在細胞世界裡，情形便完全不一樣，

細胞不會有二心，不用考慮到細胞的層次，只要想辦法把念頭管好就好，這比軍中管軍人們的心要簡單得多。

要把念頭管好，說容易很容易，說難也很難。

說容易是因為念頭的主人就是自己的心，只管一個人的心，要比管那麼多軍人的心，當然容易得多。可是，要管好一顆心，其實也不容易，因為外面的誘惑實在太多了。

晚餐的時候，人最放鬆，太太又煮了一桌好菜，說不定還有孩子在旁邊，說著說著，便吃撐了。或者面對著電視，看到好節目，又逢週末，明天不用上班，於是放任自己，看著看著，便天亮了。

這樣的情景很熟悉吧？

以前，病人也常常跟我討論，要如何才能做到生活有規律，以及到底怎樣才算規律這一類問題，不過還是很難克制自己。一直到我向他們說明細胞世界的運作情形，要求他們要尊重細胞及悲憫受苦的細胞之後，很多病人就做到了。他們說，一想到那些細胞又要受苦了，他們的念頭便回來了。

我維持規律的作息。我每天清晨四點起床，先喝一杯水，再準備早餐，把早餐放進電鍋去蒸之後，便有便意，要去解決這件大事。解決之後，開始做運動，包括拍打、拉筋、瑜伽與啞鈴等。之後是靜坐，吃早餐，八點多出門去上班。

如果是週末，運動免了，靜坐、早餐之後，六點不到便出門去爬山。每天晚上八點多，當大部分的都會上班族還在辦公室裡加班，我已開始靜坐，準備九點多睡覺。

我維持清淡的飲食，我都是自己煮午餐，通常是糙米飯和蔬菜。吃午餐時另外裝一小半碗，有三口飯、有少許菜，那就是我的晚餐，這樣我一定不會吃過量。這也是我現在感到最舒服的份量，我也知道，有一天我會連晚餐都不需要。

至於電視，我家連電視機都沒有，很土吧?可是，這卻是避免誘惑最好的辦法。

生活不但要規律，而且要有恆心地持續做下去，身體的健康才會越來越好。

第二節╱廢物要排光

每一個大城市，都有環保系統，負責處理垃圾。每日定時，垃圾車會去大街小巷，收集家庭垃圾。家裡人就把家裡垃圾收集好，交由垃圾車帶走。有些城市還做垃圾分類，由家裡人先把分類好的垃圾，交給環保人員分別處理，因為有些垃圾，還可以做資源回收，處理後再利用。台北市環保局有一個很有創意的活動，是把收集來的舊家具，尚可利用的部分，經過整修，再便宜賣出，往往供不應求。

徹底改變飲食習慣，不留宿便，讓腸相變回乾淨

身體的結構，也有環保系統，而且不只一個。在消化系統，每日吃下去的食物，身體不需要的食物殘渣，會變成糞便，由肛門排出。血液中的代謝廢物，則先由腎臟加以過濾，由尿液排出。大部分的暑氣、寒氣、濕氣，則由汗液排出，也有部分由經絡系統排出。淋巴系統則收集組織間的垃圾，再交給附近的血管，由血液帶走。

身體的組織之所以把環保工作做得那麼細、那麼徹底，是因為身體的空間有限，每一個空間隨時都會被使用到，實在沒有空間可以用來貯蓄垃圾。所以，在身體的立場，是希望所有代謝廢物，每日都要排光，這麼一來，身體其他組織的運作，才會更自在。

排不光，會怎樣？

排不掉的廢物，便成垃圾，硬堆在身體內，當然會障礙其他系統的運作，怎麼會不出問題？

現代人的現代病，其實大部分都是由於廢物堆積太多，久不處理所引起的，似乎應該改個名字，通通叫做「垃圾病」。

我看病多年來，幾乎已經可以不靠機器檢驗，就看出病人身上的垃圾多不多。如果看得出來垃圾很多時，其實問題已經很嚴重了。

大腸的問題，包括痔瘡、便祕、腹瀉、大腸癌……，這些年來，已經是醫界越來越常見的病症，還不包括那些不去醫院看病，及自己到藥房買藥的病人。

新谷弘實醫師，他是日本裔美國人，在日本及美國兩地行醫超過四十年，每天用內視鏡去看病人的胃與大腸，看過三十多萬例。他把所看到的胃與大腸的樣貌，分別叫做胃相與大腸相，就與人有臉相，我看抹片看到的細胞相一樣。

他憑經驗，就可以判讀出「這是正常的胃與腸」、「這是生病的胃與腸」。而且，他從醫以來，即對每一個病人的飲食習慣，加以詳細紀錄，並勸每一個病人，作飲食改變。之後，他發現，只要飲食徹底改變，即使腸相已經很醜陋，還是會慢慢變回來，可是，如果不改飲食，那麼，即使沒有症狀，腸相一旦開始發生變化，便會繼續壞下去，一直到不可收拾的地步。

他說，肉食是破壞腸相的最大原因。只要持續攝取肉食，腸壁會逐漸變硬、變厚。因為缺乏食物纖維，糞便的量也較少。為了排出這樣少量的糞便，腸子必須過度的蠕動。也就是說，腸子因為過度蠕動，構成腸壁大部分的肌肉會因為經常鍛練而增厚，結果，導致腸子變硬、變短。

腸壁變厚，內腔則變窄，內壓會增加，加上大量攝取動物性食物，腸子周邊的脂肪層會變厚，腸腔更窄，糞便更難通過，便會形成宿便，黏在腸壁上，塞在腸粘膜的皺褶間，甚至塞在變形的腸粘膜形成的袋子狀結構內。這樣的宿便，會產生毒素，也會滋生細菌，對腸子又會進一步產生刺激，這叫腸子怎能不生病呢？

有人說，我每天都有排便呀，這算不算有排光？

看看一百分的狀況，你就可以給自己打分數了。

每天一起床，喝不喝水無所謂，稍動一下，即有便意，衝到廁所，一分鐘就解決，解決後是舒暢的、是輕鬆的、是覺得乾淨的，而且解出來的大便，顏色土黃，形狀像香腸一樣的條狀，不分散，頭尾尖尖，中段飽實，質量稍輕，略浮水上，不沾黏便盆，沒有臭味，並且擦屁股時，衛生紙幾乎是乾淨的。

怎樣，有努力的空間了吧！

不過，除了改變飲食，還有很多辦法可以讓我們的腸子得到保養，譬如穿衣服讓肚子暖和，不穿露肚臍裝，拍打肚子，用手掌推肚子，做

體操，做瑜伽、靜坐、坐浴、炙……等等，都可以使肚子內的氣血增加，讓細胞自己去達到自癒的目的。

終結肥胖切記不晚睡，要常笑，多運動，勤拍打

肥胖是另外一種典型的垃圾病。因為吃下去的東西不吸收，又排不出去，於是變成廢物到處堆積，尤其會堆積在身體內部組織的間隙，隨著堆積垃圾的逐漸增加，人就慢慢的胖起來。

所以解決肥胖的問題，並不是減少吃進來的量，而是如何使排泄的管道變通暢，因為很多胖子其實不是食量大，甚至有些胖子抱怨，連喝水都會變胖。

所以胖子一定要正常吃，而且要吃有能量的食物，動物性食物傷大腸，最好避免。不過，早午餐可以隨便吃，吃到夠，晚餐最好少吃，這

就是在善待大腸了。

還有，胖子一定不能晚睡，晚睡不但亂了胃腸的作息，也影響到肝膽及造血系統的運作，能量不足，也會排泄不出來。

胖子要運動，運動可使全身血液循環增加，內臟細胞也會被帶動。

胖子要開心，要常常笑，亂笑一通也無所謂，讓細胞動一動。

拍打有很神奇的功效。我有幾個朋友，光是拍打就把大腿臀部兩側的兩堆垃圾消掉。這是因為拍打時，氣血灌注，能量集中的緣故。

其他經絡推拿、瑜伽、氣功、靜坐，如果持續做，通通有幫助。

怎麼樣？要不要試三個月，給自己的生命一點價值？

在冷氣房工作易汗腺不通，得靠運動把毛孔弄通

汗腺不通是現代人悲慘的噩夢。太多病人來找我，都告訴我，不會

出汗。想想看，我們身上有多少毛孔，每天累積了那麼多暑氣、寒氣或濕氣，都等在毛孔邊，準備出去，卻硬把它們給留在體內，怎會不傷？

很多人的汗腺不通，是給冷氣養出來的。現代生活中，到處都是冷氣，尤其是在冷氣很強的環境中工作，久而久之，毛孔一定會萎縮掉。

不過如果已經生病，或者害怕自己會生病的人，最好及早把自己的毛孔弄通暢，讓這個巨大的排泄系統能夠恢復工作，也順便把積在體內的廢氣排光光，細胞一定很快樂。

怎樣才能把毛孔弄通？那就只有靠運動、拍打及一切增加氣血的辦法啦。

尿道排泄比較不會出問題，除非攝護腺或者腎臟生病。不過，如果平常就做運動，增加血液循環，或者有做增加氣血的靜態運動，也都對這個排泄系統的功能，有加分的功效。

說了那麼多，沒用，要自己開始做，廢物才會有出口。

第三節／壓力要抒放

阿楨進公司的時候，剛考上台北科技大學夜間部，是需要一邊工作一邊讀書的苦學生，不過，因為他工作認真，任勞任怨，又頗有幽默感，與同事相處得很好，不知不覺，四年過去了，他要大學畢業了。

在公司，他的工作雖然是業務性質，但是在公司的立場，他的工作卻非常重要。一天之中，可以沒有老闆、沒有任何一位其他員工，卻不能沒有他。因此，如果他要休假，那是要用商量的，絕對不能突然發生。他很體貼，也都排最閒的時段，甚至提早把一些該做的事情做完，才休假去。

因為公司小，他如果留下來，不會有升遷的空間。而他讀的是工業

工程與管理學系，畢業之後，頭銜應該是工程師，找工作的方向是大工廠，工作的地點應該是工廠或者工地，這樣的工作，應該更具有專業性與挑戰性。所以四年來，在他的認知與主管的認知，都認為他畢業了，就是他該換工作的時候了。

可是，一個月、兩個月、三個月過去了，他都沒有動靜，也聽說他有去應徵工作，不過不是薪資低得離譜，就是工作時間長得可怕，都讓他無法接受，於是久久沒有下文。加上這一陣子，大工廠都搬到大陸去了，工作的機會減少了許多。同事再也不敢問他關於找工作的事了。

阿楨變了，變得很鬱卒，不但不再哈哈大笑，話也少了，整天悶悶不樂的樣子，對什麼事情都沒有興趣，甚麼都往壞處想，對自己越來越沒有信心。

問他，他說很煩，很悶，全身不舒服。

阿楨會哭，說著說著，就哭得淅瀝嘩啦的，說自己沒用，活著不知道是幹什麼的，簡直是生不如死。

接著，阿楨吃不下了，很疲倦，卻怎麼也睡不著，體重一直往下掉，他變得很煩燥，越來越不安的樣子。

不過，阿楨非常堅持的一點是，他很努力地到公司來上班，也很努力地把工作做好，非到必要時不會請假。

他很怕耽誤工作，他也很想早日能從目前的狀況中脫困，於是上網去查相關資訊，發覺自己的症狀與憂鬱症很像，從此展開了他的求醫之路。他一共看了三個醫師，一直看到第三個時，他才鬆了一口氣。這一位醫師是憂鬱症專家，會跟他聊天，會開導他，最重要的是，他的藥讓阿楨能睡了，而且愛睡得要命。一旦能睡，便開始能吃，丟掉的十二公斤體重也才慢慢一點一滴地回到身上。

他感恩他的同事們始終不離不棄地陪他說話，陪他哭泣，並不斷的鼓勵他。他感恩家裡的人都沒有對他不耐，還每天黃昏陪著他到學校操

場去跑步。他尤其感恩的是，大約生病後半年的一次同學會，那時同時畢業的同學們，還有很多沒有找到工作。有工作的，不是工時比他長，就是薪資比他低，也有很多人的工作是與所學的專業無關的，他自己竟然是最幸運的一個。這麼一高興，心裡的疙瘩掉下來了，他的病就真的慢慢好起來了。於是，他變得很安份於現在的工作，至於專業，那就等待機緣了。

阿楨的例子，是一個很標準的憂鬱症的例子，病因簡單，病況雖然已經相當嚴重，但病期不算長，而且，治療也算相當成功。

知道自己的極限，只承擔能力範圍內的壓力就好

許多患憂鬱症病人，其實就是為了一件自己無能為力的事情而自責，結果把自己推向萬丈深淵，所以，憂鬱症也可以算是一個鑽牛角尖

鑽出來的病。

我們大腦裡面，有一個區域是與情緒有關的，而負面情緒的管轄區，譬如憤怒、恐懼、不安……，也是其中的一部分。當你對某一件事情老想不開，就會活化這些負面情緒的組織，一天加一點，一直到把牛角尖都鑽出洞來，你就病倒了。而且，當初的想不開，只是精神層次，腦筋轉個彎，想開了，就好了。等你把牛角尖都鑽出洞來的時候，那就變成生理病，治療起來就費工夫多了。

要治療憂鬱症，有幾個基本要件。首先是當事人，就是那個想不開的人必須想要好起來。有些人窩在牛角尖裡，享受別人給他的照顧，自己一點動力都沒有，那就沒什麼希望。然後，當事人會主動去求助，找到一個對自己真正有幫助的好醫師，再靠身邊人的情緒性支持，才能慢慢鑽出牛角尖。可是，憂鬱症要真正好起來，還是要靠自己把當初想不開的那個結打開，開竅了，事情才會告一段落。

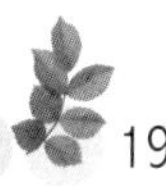

老想不開的人，也不是每一個都會得憂鬱症。有些人心情不好時就去逛街、清房子、整理抽屜、打球、跑步……，藉著這些活動把注意力移開，不要持續向著牛角尖鑽下去，也可以把不安的情緒安撫下來。

有些人做更正面的活動，譬如去孤兒院陪伴那些沒人依靠的小朋友，到老人院去替老人們鬆筋骨、洗澡，摸摸那些鬆垮垮的肌肉，去安寧病房傾聽臨終病人的呻吟，都會讓你覺得自己是多麼的幸福，想不開的問題就會變得很微小，傷不了你。

有些人有第二專長，譬如舞跳得很好、鋼琴彈得很好、是爬山能手、專欄作家……，這些人心情不好時，可以把心完全專注在另外一個領域，想不開的事情也暫時放開，甚至，慢慢消失了。

看不開的人越來越多，於是憂鬱症的病人也越來越多，居然多到有專業的憂鬱症醫師，這的確是一個需要更多人去關注與探討的問題了。

同憂鬱症類似的壓力病也非常普遍，大街小巷都可以看到，各式各樣的減壓中心，有理療的、有指壓的、有水療的、還有睡眠中心，還真讓你大開眼界。

其實壓力本身不是病，有壓力也不一定會生病。可是近年來，卻有越來越多的人，由於壓力太大而生病，並被叫做壓力病。

壓力是什麼？壓力其實是自己對自己的期許。譬如說，我希望這個學期英文要考八十分，我希望公司這個企畫案年底要完成等等。當自己對自己許下了承諾，便會督促自己朝既定目標邁進。

所以壓力本身是好的，有了壓力，才有進步與成功。

在社會上，我們可以看到有些人可以承擔非常大的壓力，而身體仍然健壯，卻也同時可以看到有些人因為受不了壓力而病倒。

我常常問來找我的病人：「壓力是誰給你的？」

病人都很聰明，會回答我說：「是自己給自己的。」

「既然是自己給自己的，放下不就得了嗎？」

往往這時我所看到的，是一臉的苦笑。

是的，壓力既然是自己給自己的，那麼，自己就應該有掌控的能力。譬如：把既定目標訂低一點、把時間訂寬一點、攀緣少一點等等。

起碼，必須先作自我評估，評估一下自己可以承擔的斤兩。自己明明只能挑十斤，卻把二十斤往肩上壓，這樣哪可能不倒下來、不生病？

還有，要自我了解，每一個人可以挑的重量是不一樣的，這與自己的體質有關。別人都可以挑二十斤，我自己不成，就要有自知之明。如果只能挑十斤，卻挑十一斤，起初不會有什麼問題，但是時間久了，問題還是會出來的。

當了解自己的極限在那裡，只承擔自己能力範圍內的壓力，那麼，壓力便成為良性刺激，結果是能輕易達到既定目標而不損傷健康。

種菜、做義工、學禪坐可轉移注意力、減輕壓力

現代的社會進步越來越快，人的生活越來越複雜，需要應付的事務越來越多，加上資訊越來越豐富，選擇又非常困難。所有東西通通在短時間之內灌進大腦，於是形成工作的壓力、生活的壓力以及社會的壓力等等。大腦同時接到那麼多刺激，如果不加以疏導，不生病才怪。

坊間的那麼多減壓中心，應該也是因為這樣的需求而設計的，不過，那可都是要花錢的。有沒有不用花錢的方式？當然有。

運動就是很好的方式之一，因為有了壓力，身體受到刺激，都會累積很多代謝廢物在體內，藉運動使血液循環增加，或者藉全身流汗，都可以把廢物早早排出，避免累積在體內，久久成病。

體力勞動如種菜，或者做義工，學禪坐等轉移注意力的方法，都

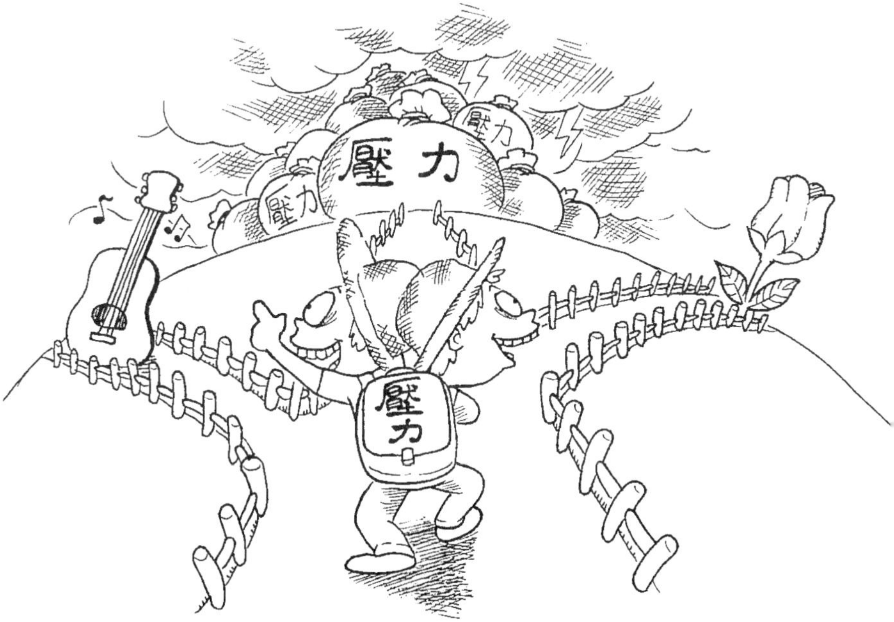

▲玩樂器、聽音樂、種種花，都是轉移注意力的好方法，可以達到減壓的目的。

很有效。因為注意力轉移了，一方面刺激會變淡，一方面給細胞一些時間，讓它們的自癒能力冒出來，也可以達到減壓的目的。

可是，最根本的辦法，卻是學習去認清壓力，那樣，我們可以在最深層次上，看到壓力將要形成，而在壓力還沒有很堅固的時候，便放下了，那麼，又哪來的壓力病呢？

譬如，電視老是在播放減肥的相關報導，如果你覺得自己有點過胖，你便會被牽著走。如果你很篤定，自己的體重還好，你便不會自找壓力，盲目跟著潮流走。

而且，如果了解自己的短處，知道自己的極限，不要對自己期待太高，這麼一來，不是連壓力或者憂鬱症的邊都捱不上嗎？

第四節／纏腳布要丟掉

假日的早晨，走在山間，其實並不寂寞。到山裡走，並呼吸山間新鮮空氣的，仍然大有人在。

不過，早上在山裡走動的，大部分都是上了年紀的人。年輕人大概比較喜歡夜生活，這個時候，可能還在睡大頭覺。

在山裡遇到人，往往比較熟絡，不管認不認識，都會彼此打聲招呼。如果山上有什麼狀況，也一定大聲告知，避免發生意外。

這一天，當與三五好友正在慢慢往山裡走，享受著大口吸進的新鮮空氣與背上汗濕的皮膚被微風吹來而感到陣陣清涼的時候，迎面來了一隊老人登山隊，他們居然已經開始下山了。

這一個隊伍的成員真的很老，雖然他們的精神很高昂，聲音也很宏亮，但是，不管男女，每一個人手上都帶著一根枴杖，走得很慢，有些人甚至已經有點步履蹣跚的樣子。走近一點看，每人臉上與身上的皮膚，也很忠實地表達了它們的歲月痕跡。

可是，非常不相襯的是，大部分的老太太們，嘴脣上竟然都掛著已經吃掉大部分的線描口紅。她們顯然在山上休息過、吃過東西，可是誰都沒有把口紅補起來就走下山來了。似乎，她們也不是很在乎嘴脣上口紅的模樣。

他們仍然很自在地跟我們隊上每一個擦身而過的人嘻嘻哈哈地打著招呼，他們彼此也不停地笑著、叫著、鬧著，像透了一群由老師帶隊去遠足的小學生。

他們既然不在乎臉上的模樣，也不在乎走在路上叫鬧的形象，那麼，為什麼他們出門的時候，還要煞有其事般地把口紅抹上去呢？

在雞皮鶴髮的臉上，掛上一抹口紅，已經夠讓人看得不自然，何況還掛上一抹殘缺不全的口紅，這個相當衝突的景象，深深地衝擊著我，在我的腦海裡久久不散。

素淨的臉相，即使是雞皮鶴髮，也可以相當莊嚴；自在的舉止，就可以讓人覺得可親；活潑不固執的行為，也可以讓人覺得可愛；加上出口珠璣的智慧，更會讓人覺得可敬。所以，人老了，並不一定都會讓人討厭。那些口紅，實在不可能添增任何價值。

這到底是什麼地方出了問題？

有一天，終於讓我給想通了，是我們的教育出了問題。

我們從小，學校教育就告訴我們要有禮貌。長大一點，媒體教育漸漸侵入我們的生活。接著，社會型態愈來愈經濟掛帥，廣告商於是大大利用媒體，製造出「抹口紅才有禮貌」的口號，廣告宣傳，竟然達到了教育的目的。

歐美女人先上鉤，年紀輕輕就抹上了口紅，並被冠上「美麗」的頭銜，西風東漸，亞洲女人也被傳染了。

這種傳染還很難改善。

健康，自然有好氣色！塗口紅有礙嘴唇皮膚代謝

有一次，我勸一個同事改掉塗口紅的習慣，理由說完，她也同意，可是，三天之後，她又恢復了。我問她為什麼，她說，塗成習慣以後，突然不塗，嘴唇的顏色竟然蒼白得嚇人，三天都還不復原。我勸她再試一次，而且記錄一下，到底嘴唇皮膚的傷，要多久才完全復原。我們兩人天天盯著她的嘴唇觀察，乖乖！竟等了一個半月，嘴唇的顏色才正常回來。

可見，用口紅把嘴唇蓋住，影響嘴唇皮膚新陳代謝，嘴唇的皮膚是

會受傷的。受傷之後的皮膚，當然會比較容易生病，生起病來要復原也比較慢。

何況，要製造口紅這種化粧品，需要用到很多種化學物質，已經知道的，其中有五種化學物質是有害身體的，兩種是可能致癌物，一種是可能過敏原，另兩種是抗氧化劑等所謂環境賀爾蒙。

把含這麼多種有害身體的化學物質的口紅，天天塗在嘴脣上，長期強迫嘴脣的皮膚去吸收，雖然量都很少，年輕力壯的人可能也沒有什麼感覺。但是，時間長了，身體要衰老了，加上每天身體還會遇到其他各樣的有害物質，說不定，口紅的有害物質變成了最後一根稻草，把身體給壓垮了。

另外，根據統計，固定塗抹口紅的人，一天當中就可能吃下七十毫克的口紅。換句話說，塗口紅的人，口紅裡的有害物質不但可能從皮膚吸收到體內，還可能被吃進去。

前面所說的老太太們，顯然就吃了不少口紅到身體裡面去。知道了這些事實之後，相信誰也不會再幹這種笨事。

可是，假美麗之名卻會傷害臉部皮膚的商品，還有洗臉乳、洗臉凝膠、睫毛膏、眼線筆、眉筆、粉底、腮紅等等。

前一陣子，三軍總醫院才報告兩個例子，年輕女性每天用洗臉乳洗臉七、八次，想改善油油的皮膚，結果沒多久反而把臉皮洗到受傷了，又紅又腫，發炎了。

淑君是我的學生，七年前罹患乳癌，之後便一直跟著我做身體的實驗，改飲食、改生活習慣、做運動，現在很健康。有一次她告訴我，她剛從她先生公司的員工旅遊回來，其中很感慨的一件事是，每次去完一個景點上遊覽車，所有太太們都馬上拿出小鏡子，在那裡補粧，只有她是素顏，不用補。可是，太太們又忍不住讚嘆她的臉色很好，都不用化粧。她說，其實以前的她，也一直以為化粧才美，如果不生病，她還會

如此，就跟她們一樣。生病之後重拾健康，才真正體會到，只有健康才是美。

女人味不靠穿高跟鞋！小心穿高跟鞋讓關節受傷

另外一天，我跟在兩位美女的後面，踏出捷運班車，因為到出口的路頗長，她們的一舉一動，幾乎都進入了我的視線。

其中一位美女身材適中，穿著緊身牛仔褲，走起路來，臀部向左右搖擺得非常誇張。

只是在走路，我看她也不是故意的。我很好奇是什麼原因使她走得這麼不穩呢？相對的，她的同伴，另外一位身材高挑的美女，走起路來就穩得多了。

到上樓梯的時候，謎底終於掀開了，原來蓋在長長的褲管下，竟然是一雙起碼三吋高的細跟高跟鞋；她的同伴的長裙底下卻是一雙粗跟及矮跟的鞋子。

我突然感覺到，這位穿細跟高跟鞋的美女身上的細胞們，包括腰部、膝蓋、腳踝的細胞，尤其是腳趾的細胞，通通都在向我喊救命。好可憐的細胞們，它們可不是第一次在喊救命，它們應該老早老早就開始喊了。可是，主人為了追求世俗所謂的「美」，硬是不理會自己細胞的吶喊，而一直在委屈它們。

因為穿上高跟鞋，不管穿的是粗跟還是細跟，整個人的重心就會往前傾，走起路來，不管是腰部、膝部、腳踝，還是腳趾所承受的壓力，全都比穿上平底鞋的時候高。

根據一項生理力學的研究，只要穿上高跟鞋，膝關節所承受的壓力，就比起穿平底鞋的時候，大概增加百分之二十二至二十六。

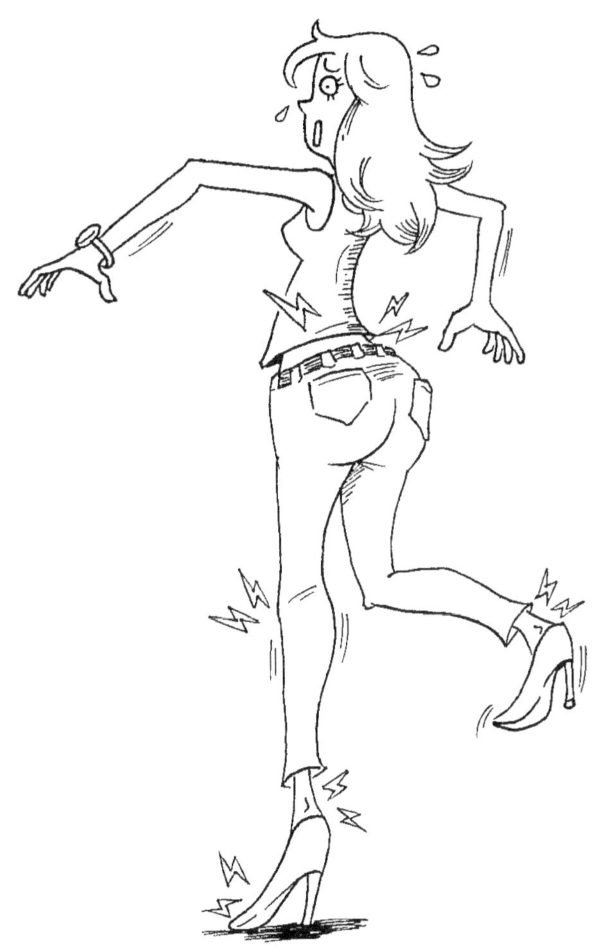

▲穿著高跟鞋的女性，身上的所有細胞，包括腰部、膝蓋、腳踝，尤其是腳趾的細胞，通通都在喊救命。

同時，根據統計，穿著高跟鞋上樓梯時，膝關節所負荷的壓力，是體重的三倍，但若下樓梯時，膝關節所負荷的壓力，則可增加至體重的七至九倍。

這種壓力，當然不只是發生在膝關節，其他腰椎的關節、腳踝的關節，尤其是腳趾的關節，都必須分擔相當的壓力。

如果穿高跟鞋的行為，只是偶然，讓細胞在不穿高跟鞋的空檔，有足夠喘息的機會，那麼，細胞的傷害，還是有機會復原的。

如果穿高跟鞋的行為，成為持久性的行為時，細胞的損傷，便會越來越嚴重了。

這種壓力，先是會使關節的軟骨慢慢磨損，長期下來，便會衍生成退化性關節炎。

因為關節在承受過度壓力時，關節附近的血管會變得緊張而呈收縮狀態。血管收縮，管腔變小，進入關節的血液量便減少。缺少血液的滋潤，軟骨自然會逐漸磨損，而且關節長期處於循環不良的狀態，當然很容易退化，於是逐漸發展成退化性關節炎。

因此，退化性關節炎的第一個症狀，往往是關節僵硬不靈活，要彎不能彎、彎不到底，或者彎到某一個程度便開始痛。起初是小痛，後來是大痛，然後關節便愈來愈使不上力，尤其是上下樓梯的時候，更是叫苦連天。

痛與不靈活，其實是關節細胞給主人的警訊，可是，主人卻往往不會自我反省，責怪自己不該穿高跟鞋，盡速改掉壞習慣，卻反而怪關節細胞沒有好好盡忠。

除了疼痛、不靈活、發炎之外，這些關節也容易受傷或扭傷，腳底長雞眼，腳拇趾會發生關節外凸的情形。

我常常對愛穿高跟鞋的朋友說「你大概可以『美』十年，第十一年開始，你就要開始為你所謂的『美』付出代價了。」

甚至有些人還「美」不到第十年，便開始出狀況了。

有一位朋友說上班需要，她穿高跟鞋大概十年了，退化性膝關節炎就已經折磨到她不能上下樓梯了，去看醫生時，醫師說必須手術，換裝人工關節，否則三個月後就得坐輪椅了。

另一位朋友，她穿高跟鞋站在講堂上課，每天連站好幾個小時。她的高跟鞋齡還沒到十年，腳趾便整個變形了，所有腳趾向上翻，試著把腳趾拉平時，痛得發抖。

有一天，跟一位整脊醫師談這些情形時，他很激動地說：「她們還不只在你說的那些關節上出問題，更重要的是，她們的骨盆腔都會嚴重變形。」

我問他原因時，他反問我：「她們穿高跟鞋時，屁股是不是翹得很高？」我想了一下，回答他說：「是的。」他說：「因為大腿骨往上頂，臀部又過度搖擺，所以骨盆腔的關節也受到壓力，久而久之，便導

致各種形色的變形。」

他語重心長的說：「以我的經驗，骨盆腔變形還不只是骨頭與關節的問題而已，骨盆腔內及附近的臟器都會發生病變。」

我仔細想想我那些穿高跟鞋的朋友中，果然不乏子宮、卵巢、盲腸，甚至膽囊與胃臟被切除掉的。我起初有點不解這中間的關係，他說骨盆變形，一定會導致脊椎歪斜及影響血路的循環，於是間接影響臟器的運作。

道理其實也非常簡單。

一百年前，勇敢的中國女性把纏了她們多年的纏腳布丟了，恢復天足，爭取到與男性平等出外工作的機會。曾幾何時，現代的女性又穿進另外一種形式的纏腳布內，拿化粧品與高跟鞋來損傷自己的健康，那還有什麼資格論平等呢？

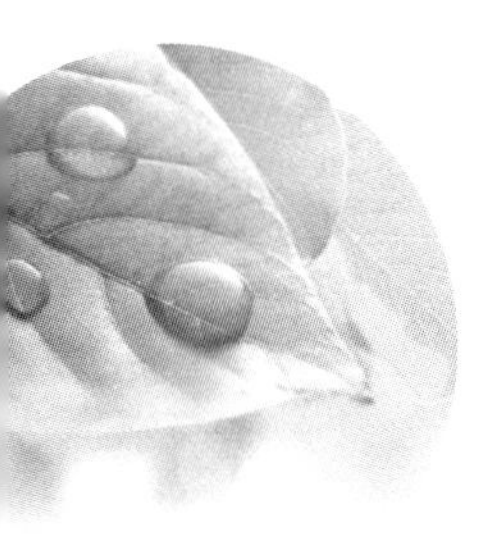

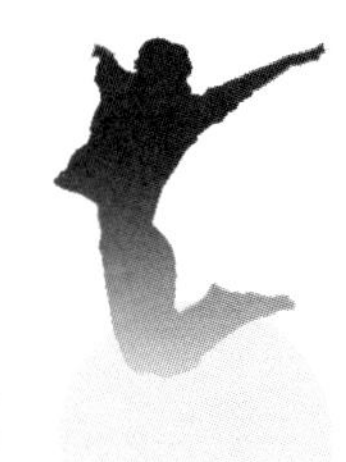

第五章

正面思考，自愛助人健康又快樂

第一節╲學習愛自己

你愛自己嗎？

誰不愛自己？

是的，每一個人都認為自己很愛自己，一直到病倒了，躺在床上，都還很無辜地認為，那是細菌的問題，或者那是病毒的問題……。如果能夠猛然發覺，原來是自己愛自己的方式出了問題，而努力針對這個方向自我反省，重新學習，修正觀念，改變生活，那麼，才是真正在愛自己，真正的健康才會逐漸回來。

愛自己，就是要愛自己的細胞且尊重它

一般人自以為愛自己的方式，都是隨著感覺走。今天晚上想大吃一頓，好吧，好久沒有犒賞自己了，好好享受一番，放鬆一下。難得碰到這麼好的電影，雖然是午夜場，可是明天又是假日，可以理直氣壯地補眠，應該沒什麼關係。既然隨著的是自己的感覺，當然是愛自己囉。

多年前有一次去一所大學對大學生作一場演講，內容是怎樣交男女朋友，那天來的學生很多，學生的反應也很熱烈，其中有一些對話還相當爆笑。

「老師，到底愛情的定義是什麼？」

「現代人的愛情，定義已經變成：我希望你用我愛我自己的方式愛我。」

「怎麼說？」

「男生會說：你不跟我上床，就是不愛我。女生會說：明天我生日，希望你送我一個兩吋的蛋糕，我要嚐一口蛋糕的滋味，但是又不要發胖。」

「老師到底贊成不贊成婚前性行為？」

「贊成（哄堂嘩然）。不過，發生性行為之前，要先坐起來，找一張桌子，各自坐在一邊，然後很嚴肅地探討一個問題：如果我們發生性行為之後，女生懷了小孩，我們會拿這個小孩怎麼辦？是要生下來？生下來怎麼養？還是要拿掉？去哪裡拿比較安全？是要吃避孕藥？男生吃？女生吃？……」

「真無趣。」

一般人愛自己，都是這樣，只看到眼前的利益。

另外一種人更糟糕，他們整天忙著經營別的東西，就是不經營健

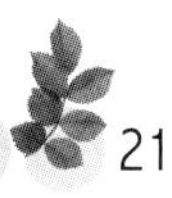

康。他們認為身體是只要可以過日子就好，而完全忽視細胞的需求，沒有危機感，並對身體予取予求。他們有些人甚至還揚言說，自己不該太愛自己，應該多為別人服務。

我碰到一位教授，人很緊繃，簡直快要把自己捆死，捆到幾乎沒法呼吸的樣子。再看他的臉，右邊僵硬，嘴角有點歪。不過四肢還好，行動自如。他說他自己最近曾經小中風兩次，不過都恢復得很好。同時，他認為他目前的工作非常重要，如果沒有他，科系的運作一定不成，所以他要盡可能留下來盡他的義務，暫時不打算退休。

我忍不住，就走過去用手指敲他的頭皮，敲到某些點，他竟忍不住哇哇叫痛。他問我：「為什麼會這樣？」

「你的頭部，還有你的身體，有很多地方都已經堵塞到不行，如果你不趕快改變生活方式，第三次中風一定會隨後就來，而且這以後的中風，會一次比一次嚴重。這麼一來，便不是你為別人服務，而是你需要很多人在你身邊，為你服務。」

「有可能躲得掉第三次中風嗎？」

「如果不馬上開始努力，就絕對不可能。開始了，就有希望了。」

我也是屬於糟糕的這一群。當年的我，因為年輕，認為自己本錢夠，忙於工作，忙於學業，毫不顧慮身體，終於身體就硬生生地倒下來了，而且倒得很慘。還好後來我的生活環境改變了，身邊的恩人不斷出現，幫著我脫困，加上我不斷自我反省而改變生活，所以我活下來了。

一直到我能夠進入細胞世界，體會到細胞世界的運作方式之後，便開始尊重細胞，嚴守細胞世界的規律，滿足細胞的需求，這麼一來，我就不但活下來了，而且越活越好。

我學習到，原來真正愛自己，就是要去愛自己的細胞，你越愛它，越尊重它，它給你的回饋，竟然是你的健康與快樂。

享受獨處、心要放鬆，使自己健康快樂

我最先學到的是獨處，我自己煮飯、自己吃飯、自己買東西、自己看電影、自己爬山，自己做瑜伽與靜坐……。當我開始享受自己獨處的時候，也開始嚐到放鬆的甜頭，感覺變得越來越敏銳，開始可以接收到細胞要傳遞給我的訊息。

然後，我發覺，「放鬆」這個東西，有點像個無底洞，你越放，便越鬆；再放，又更鬆。中文字的造字真是奇妙無比。放鬆的意思竟是，要鬆就要放。當你什麼都放下了，你才真正鬆了。

而放下，卻要從心做起。心要放鬆，必須放下很多現世間的價值觀，包括名、利、情……等等。

別的病理醫師，是不直接接觸病人的，只有我，因為是資深癌症病人，身分特殊，又常常在媒體之前曝光，有了知名度，雖然我沒有門診，卻總是有病人找上門來。在與病人的互動關係中，我很容易看到癌症病人的真正需求。

至於我的研究，因為我是癌症病人，往往大多以癌症為主題。可是，當論文一篇接一篇地寫出來之後，我卻似乎沒有感到多大的喜悅。因為我們在論文中所探討的層面，與癌症病人的需求，相差實在太遠了。也就是說，我們現在所做的研究，對目前的癌症病人，似乎都沒有什麼直接的幫助。

我決定不再花時間去寫那些只利益小眾而不利益大眾的論文，不過在當時，這是非常掙扎的決定。因為在大學裡任教，不寫論文等於斷了升等之路，同儕給的壓力是很大的。不過多年之後回想，當初我的決定是對的，雖然在學校裡，我的名份不是頂高，卻也絲毫不影響我的工作。只是薪水少一點，職等低一點而已。這麼一來，我也多了很多時間去做別的事，最重要的是，我學到了放下之後得來的輕鬆。

至於利，我本來就不大在乎。因為我的生活非常簡樸，有足夠溫飽的收入，我就很滿足了。多餘的捐掉，一方面可以幫助別人，另一方面也減少自己的負擔，也體認到放下的鬆。

至於情，我第一個做到的是，不再參加婚喪喜慶，然後是不應酬，不受禮，雖然很多人罵我不近人情，久了也習慣了，可是，我的人際關係便變得很單純，我也真的嚐到了放下的輕鬆。

至於物品，久已不用的東西，我會馬上送走、放開，譬如我把電視機送走的時候，還真大大地鬆了一口氣。

這之間，我還學到一個處事原則，是我一直在使用而無往不利的，就是隨緣盡分，當事情已經到我頭上，我就盡心盡力去做，做不成功，沒有關係，我已經盡力了，也就放下了。

如果有選擇，我就只做我能力範圍之內的事，我清楚自己的極限，我不會答應去做我做不了的事，但是我會很委婉地說：「不。」

病人常常問我：「我該做手術還是該做化療？」我的標準答案是：「我不知道。」我的朋友也埋怨我，說我一天到晚說：「我不知道。」嘻嘻，不知道就是不知道，又何必勉強自己？於是，我變得活得很簡單，很樸素，人也就輕鬆了。

而且，我越放鬆，感覺竟然變得越靈敏，因此，會越了解自己身體的毛病在哪裡，也越清楚知道自己要的是什麼。這麼一來，我等於學到了如何愛自己，如何使自己健康，如何使自己快樂，及如何尊重自己。

學會尊重自己以後，我發覺我也比較容易獲得別人的尊重。學會尊重自己以後，我也比較容易看出別人的需要，知道如何去幫助別人，及尊重別人。

換句話說，如果你不會愛自己，你一定沒有能力去愛別人。因為連你自己都無法善待自己，又怎能期盼你會善待別人哩！

所以，要愛別人，必須先學會愛自己。

第二節／你可以不生氣

你生過氣嗎？

開玩笑，誰沒有生過氣？

生氣好玩嗎？

有什麼好玩？可是就是沒法控制。

對嘛！明明知道生氣不好，不想生氣，可是，被別人一激，氣就來了，擋都擋不住。

「明明知道生氣不好」這個事實，誰都不會否認。那麼，身體為什麼會設計這麼一個行為來傷害自己哩！

生氣傷人又傷身、細胞會受苦

據醫學了解，我們的身體，是一個十全十美、設計精良的構造，所設計的所有組織細胞的運作，一定都是對身體有利的，絕對不會設計一個行為來傷害自己的。

原來，生氣的功能，尚有非常正向積極的一面，只是，並沒有太多人從這一個角度去描述它而已。

生氣的生理反應是：當一個人遇到一個外來的刺激，譬如別人的一句話，別人所做的一件事，也許別人是無意的，但在自己看來，卻覺得是故意的，是挑釁，於是，自己內部的某一個開關，就被擊中了，開關打開了，一股很強的能量冒了出來。這股能量使當事人的情緒變得很高昂，本意是用來反擊別人加諸於自己的指控。目的達到了，激昂的情緒便回復正常，所生出來的氣也就消了。

「生氣」本來叫「發怒」，在以前的字典裡，「生氣」這一個名詞是另有所指的，可是因為「生氣」這兩個字太傳神了，所以就被拿來當成現在「生氣」的意思了。氣本來是沒有的，一激便生起來了。所以「生氣」兩個字，用著用著，便被用開了，於是誰也忘記了原來應該叫什麼了。

因為生氣而被擊中的那個開關的作用，本來是用來保護自己的。別人說的一句話，別人做的一件事，如果對你不利，或者你認為已經損傷了你的自尊心，讓你丟臉，有失面子，你都需要能量來反擊，氣便因此而生起來了。所以，在設計上，這是完全善意的。而且，在設計上，當你把保護自己的目的達到，生氣過後，氣便消了，不應該有後遺症。

打過蚊子嗎？

當然打過。

很久以前，我也打過蚊子。差不多要睡著了，它卻跑到耳朵旁邊來惱人，嗡嗡嗡嗡嗡，讓你睡意全消，怎不氣人？感覺一股怒氣慢慢升上來，胸口鼓鼓的，肌肉緊繃，作勢，一個巴掌打過去，房子黑暗一片，不大確定蚊子有沒有被打到，但是安靜下來了，又準備睡去了。放鬆，正要進入睡眠狀態，還剩下一點點意識的時候，那惱人的飛蚊聲又再度響起。這次更惱了，「你一再吵我，可惡。」怒氣衝上來，胸口更漲，肌肉更緊繃，可是心想這次一定要成功，所以忍住氣，等它停下來，停得夠久了，才一大巴掌打下去，臉好痛，可見力道有多大！臉上還溫溫的，「它竟吸了我的血。」不過接著，我卻覺得氣沒有了，身體肌肉也都放鬆了，這一下子，倒是倒頭就睡著了。

自從吃素以後，蚊子開始對我失去興趣，改去叮身邊吃葷的、或者血液中充滿垃圾的人，所以，我再也不需要為了蚊子而生氣了。

一位好朋友告訴我他的經驗，他說有一天他騎車正在等紅燈，另

一位騎士從他後面快速超上來要停他身邊，因為路狹窄，這位騎士在越過去時，踹了他的車子一下，他震了一下，心想：「哼，你踹我的車，該死，我也要回踹你一下。」這時，他一方面感覺到怒氣慢慢從肚子升起，越過胸口，再往咽喉上升；另一方面，他斜眼盯著那位騎士，發現那騎士卻是一副若無其事的樣子，他突然轉個念頭：「也許他是無意的，也許他根本不知道已經踹了我的車子，算了，不要跟他計較。」這麼一轉念，他覺察到那股已經升到咽喉的火氣，竟然又慢慢降下來，然後消失了。綠燈了，他重新上路，人竟覺得異常的輕鬆。

生氣，氣已經升上來了，卻也可以在轉個念頭之後，把氣降下來，消散掉。身體的結構，夠奇妙吧！可以從無變有，又由有變無。這也指出，生氣的情緒，原來是可以自己掌控的

可是，目前我們所常看到的所謂生氣，都已經是失控的情緒反應，是不正常的了。

看過生氣的人的臉孔嗎？好醜陋呀！

那是因為生氣的火往上冒。冒到哪裡，燒到哪裡；燒到哪裡，哪裡的細胞就受苦。燒到腸子，便便祕；燒到胃，便胃痛，吃不下；燒到臉，眼睛冒火、肌肉橫抽、嘴角下垂；燒到腦袋，則最會干擾判斷的能力，於是是非不清。

生氣完了，能量耗光了，會疲倦不堪，需要休息好久，才能恢復。

生病的人，尤其是慢性病人，能量本來不足，更不應該生氣。

有些人該生氣的時候不生氣，氣悶在體內，慢慢累積，等到機緣成熟時，便變成生爆發性的氣，生這種氣，身體更傷。

乳癌與肺癌的病人來找我，我常用手指輕敲他們胸口的某些點，檢查是否藏有悶氣，結果十有八九，都悶到快要爆炸，怎能不病？

所以，還敢不敢生這些傷人又傷己的氣？

不敢，可是，有可能嗎？

當然有。看看生氣的過程，表面上的導火線是別人的一句話，或者別人做的一件事引起，事實上卻是因為自己覺得自尊心受損，自己覺得丟臉，自己覺得失面子才開始冒火。記得任何一次生氣的場景嗎？對方都是一付若無其事的樣子，自己就已經氣到七竅冒煙了。因此，如果看清，生氣的情緒，多半是反映自己的恐懼與不安，生氣其實是自己生自己的氣，是自己跟自己過不去，這麼一來，要學習不生氣，就有了下手處。

學習心智成長，來肯定自己。一個成熟而有自信的人，不會在乎自己的自尊心，也不會在乎面子，所以，是不大會因為別人一句話，或者別人做的一件事而受傷，而生氣的。

聽道理容易，做得到嗎？那可要花工夫了，我也花了四、五年工夫，才練到一點點成績。

我把生氣定義在：我認為他做錯事，可是我懲罰我自己。為了不再懲罰自己，不要再自己傷自己，所以很努力地去實踐「不生氣」。

剛開始，別人挑釁，我還是會馬上反抗，接著便後悔；然後，我會看到別人在挑釁，我會看到自己快要動氣，於是馬上逃到遠處，再慢慢調整自己的情緒；然後，我慢慢不需要逃也壓得住脾氣；現在，我什麼都看到，卻可以一直保持笑容。

努力吧，有希望的，因為努力過後的快樂與輕鬆是買不到的。

把生氣能量轉化成激發生命向上的動能

不過，生氣的能量，如果能夠加以善用，倒是可能可以變成激發生命向上提升的動力。

我們國父孫中山先生，很氣滿清政府對弱小同胞們的壓榨，於是組織革命黨，革了滿清政府的命，成就了我們今日的安逸。可是他沒有把

自己的怒氣好好疏導，結果傷了肝，死於肝癌。

我自己也有一個類似的經驗。

三十多年前，我曾因爬山摔跤而傷了背，雖做復健，仍然時好時壞，五年之後，又因生活壓力太大而變壞，終於住進醫院，坐在輪椅上。有一天，我非常認真地問我當時的主治醫師：「背痛之後，我那麼努力地做復健，為什麼不會好，而且再發的時候，一次比一次嚴重？」

他盯著牆上我的一系列腰部X光片，看了好一會，然後對我說：「你的腰椎，已經變成嚴重的退化性關節炎，這種情形，只會一直壞下去，一直到你死的那一天。」

我很生氣，醫師竟會用這種方式對病人說話。但是同時，生氣的能量也支持我突然生起另外一個念頭：不要再靠他。

我尋尋覓覓，找到了瑜伽與靜坐的方法，很辛苦卻很堅持地練下來，如今，我不但不再靠醫師，不再靠復健，我的背也不再痛了。

每次想到我的腰，我就感恩當初被主治醫師一激，所引發的怒氣的力量。

如果可以不生氣，最好；如果要生氣，生這種有意義的氣，也不錯，自己做選擇啦！

第三節／負面事件的正面意義

世間任何事件的運作，都必須先有材料，再加上人工的塑造，然後製作成成品。

我們身體內的細胞運作，卻異常奇妙，可以由無變有。

怎麼說？

譬如早上醒來，先起一個念頭：我要起床。這個念頭是無形的，可是卻打開頭腦裡某一個開關，接著，相關的神經細胞便開始分泌化學物質，進行一連串的化學物理作用，有些是傳達訊息，有些是叫肌肉及骨頭細胞配合，於是人便坐起來，腳伸到地上，穿鞋，然後站起來。

一個起床的動作，我們似乎不動腦筋便完成了，但是在細胞世界裡，卻是從頭腦開始，是一個連貫性、非常複雜而合作協調的化學物理作用。這些化學物理作用，每一個步驟，可都是有東西的，可以分析出某些細胞分泌出某些物質，利用什麼管道，傳遞到什麼地方，刺激那些細胞的那些化學或者物理作用等等。

從沒有東西變成有東西的運作方式，似乎是細胞世界的特有現象。

還有，你以為起床那麼簡單的動作，每一個人都應該一樣。才不，如果仔細地觀察，其實每一個人起床的方式都不一樣。有些人一骨碌便滾下來；有些人要在床上賴幾分鐘才起來，有些人先坐在床上，幾分鐘之後才下來……林林總總。因此，每一個人的細胞運作方式，也有他們各自獨特的模式。

這些模式的形成，與每一個人的習慣有關。有些習慣是與生俱來的，但大部分的習慣，卻都是後天才學到，然後習以為常的。

以正面情緒鼓勵自己，別讓情緒起伏不定

我們每天時時刻刻都在起念頭，有些念頭是不帶情緒的（譬如起床），有些念頭卻帶有情緒。帶有情緒的念頭又可以籠統分為帶正面情緒及帶負面情緒兩大類。

一般而言，帶正面情緒的念頭是樂觀的、上進的、興奮的、快樂的，充滿能量的，而且是健康的。那怕那個時間身體並不健康，細胞正在受苦，但是，正面情緒所帶來的能量，也可以使身體的不適減緩很多，甚至可以慢慢獲得恢復健康的力量。

另一方面，帶負面情緒的念頭則是悲觀的，消沉的、哀傷的、不快樂的，沒有能量的，使身體不健康的。即使這個時間身體還很硬朗，只要讓身體一直沈迷在這樣的情緒中，久而久之，身體的健康也會被拖垮，譬如憂鬱症或者壓力病，就是很明顯的例子。在細胞世界的運作規律，正面念頭與負面念頭分別打開頭腦不同區域的不同開關，也分別引起不同的連鎖反應，導致不同類的細胞運作。當一個正面念頭升起，已引起細胞作用之後，反應便不可能改變，不可能變成負面反應。因為，正面念頭與負面念頭的細胞運作方式是截然不同的兩條路線。

如果我們隨著感覺走，一般人大多如是，那麼，我們的情緒念頭就會起起伏伏，加上現在各式各樣的資訊實在太多，身邊人的意見又很多，影響之下，想要要求自己一連起十個正面情緒的念頭，都有點困難。如果要求自己，為了健康，要完全專注，只起正面情緒念頭，不起負面情緒念頭，那就更加不大可能了。

不過，要達到這個目標，也不是完全沒有可能，我們可以給自己時間，慢慢來，進步一點點，就以正面情緒的反應來鼓勵自己，就會越來越靠近目標了。

轉個正面念頭，不讓負面細胞有機會傷害身體

因為已經了解細胞世界的運作方式，一個負面情緒念頭如果已經引起細胞反應，要改回正面情緒念頭的細胞運作路線，是來不及了。可是，我們可以反應快一點，趕在負面情緒念頭還沒有引起細胞作用之前，轉個念頭，最好轉一個正面情緒的念頭，不然，先轉一個不帶情緒的念頭，先把負面情緒念頭止住，不讓它發展下去，免得造成惡性循環，傷害身體。

譬如，突然感覺到：「我好鬱卒。」的時候，馬上轉個念頭，對自己說：「不成，我不能鬱卒，去運動。」然後出門運動去，等到出了一身汗回來，鬱卒的事早就給你忘光了。

一次成功，兩次成功，慢慢地，負面情緒念頭就不是那麼容易形成，而比較容易被自己掌控了。

所以，要改變細胞運作的方式，最好的辦法，是從念頭處下手。先學習辨識念頭是正面是負面，再學會提高警覺，轉個念頭，竟然就海闊天空。

當我還是小孩子的時候，父母與師長都習慣用負面方式教育孩子，包括打、罵、責罰等等，很少讚美與鼓勵，所以我長大了以後，遇到事情也比較習慣作負面思考，因此身體也就很習慣以負面反應來回報。一直到患了癌症，又對諸多治療都不起療效之後，才有所警醒，改用感恩心看待事情。每當負面念頭升起時，馬上警覺，並感恩不盡地轉為正面念頭。結果不可思議的是，我的身體居然也很快做出反應，也越來越朝向正面反應，身體的健康慢慢地在進步。

我們的目標是從負面走向正面，結果得到的竟是從病痛走向療癒，神奇吧！

現在，當一個癌症病人來找我，我們談完了該如何建立善待自己的細胞的方向時，我常常會恭喜他得了癌症，對方的反應當然會楞在那裡，以為我在開玩笑，然後我說：「如果你不患上癌症，我建議你吃素，你願意嗎？我建議你晚上十點以前睡覺，你願意嗎？我建議你每天運動兩個小時以上，你願意嗎？我建議你放下對工作的狂熱，減少對名利的追求，你願意嗎？……」

當然通通不願意。

所以，癌症雖然是很負面的事件，但是，對身體而言，卻是危機轉變成轉機的契機。

除了癌症，其他任何一件負面事件發生時，那怕嚴重到失業、婚姻失敗、親人死亡……等等，其實都可以藉著一連串的轉念，讓自己學習面對與成長。這樣，失業就有可能是另一個創業的機會；婚姻失敗也有可能造就了獨立的機會；而面對親人的死亡，我們也可以延伸他的生命精神，做一些利益別人的事，以取代對他的哀思。

慶榮走了，我當然哀痛，但是我卻把這些哀痛，化成力量，一直督促我自己，把這本書完成。如果有人因為看了這本書，而刻意開始經營健康，使得生活品質日漸改善，那麼我們兩人（雖然身處兩地），都會非常高興。

如果我們都把負面事件，當作人生的功課去面對。負面事件發生時，不要習慣性地鑽進負面念頭的連串反應中，接著讓身體有發生負面細胞運作的機會以傷害身體，而是轉個念頭，想想這件負面事件到底是要我學習些什麼？我該當如何面對才能超越？那麼，所有負面事件便都具有正面的意義。

第四節／做個快樂的人

「新年快樂」，這是過年時每一個人遇到別人時所說的道喜話。

我們年紀小的時候，社會普遍貧窮，所以，小時候特別喜歡過年。因為過年時，才會有新衣穿，才會有各式各樣吃的及玩的。更重要的是，過年時的氣氛都充滿喜氣，大人不需要工作，沒有趕時間的壓力，對小孩們比較有耐心，也有時間摸摸小孩的頭，逗逗小孩玩耍。

小孩比較單純，別人快樂，氣氛快樂，他真的就從內心快樂出來。人長大了，腦筋比較複雜，臉上表情就不一定完全表達內心的狀態，加以腦筋裡還裝滿了生活中的諸多壓力，所以嘴裡在說「新年快樂」的時候，心中是不是真的快樂，可不一定。

不過，人人都希望快樂，渴望快樂，渴望像孩子一般的天真快樂。不快樂的人，其實對快樂的人是充滿羨慕的。

為什麼？

因為快樂的人是陽光的，是充滿歡笑的，是充滿能量的，而且，快樂的人的陽光、歡笑與能量，是樂意與別人分享的，因此，人人都願意親近快樂的人，去分享快樂的人的陽光、歡笑與能量。

快樂的人是陽光的，也就是說，快樂是積極的、上進的、正面的。

快樂的人是充滿歡笑的，也就是說，快樂是形之於外，具感染性，可散播出去的。

快樂的人是充滿能量的，因為進入細胞世界，快樂的人體內能量通道是開闊的、暢通的、能量的流動是活潑的，而且還會與周遭環境和諧的能量共振，能量更增加，所以能量是充沛的。

快樂的人有足夠的歡笑與能量，不怕被人分享，相反，分享了之後，歡笑與能量更形廣大。有人用手舉火炬的人，形容快樂的人，旁邊的人一人手舉一支未點火的火炬，靠近快樂的人的火炬取火，結果火只有越來越多，越來越大。

接近快樂的人，也會沾染上快樂的人的生活態度，也會變得比較積極、上進、而正面。

有很健康快樂的內心狀態，才是真正的快樂

不快樂的人可以變快樂嗎？

當然可以。

不過，不快樂的人想變快樂，並不能只靠靠近快樂的人，就可以感染別人身上的快樂。因為靠近快樂的人時所傳染過來的快樂，是短暫的，當你離開快樂的人之後，又會回到自己不快樂的內心狀態與生活模

式，又會變得不快樂。

不快樂的人要變快樂，必須從內心狀態與生活模式開始改變。因為快樂並不是外在的表現而已，快樂事實上是發之於內心的表現。有很健康快樂的內心狀態，表現在外面的才是真正的快樂。

快樂時候的歡笑，不管是微笑，或者大笑，卻都是真笑，是發之於內心的笑，而不是皮笑肉不笑的笑，也不是假笑。

快樂的時候，內心狀態是健康快樂的，但是，內心狀態的健康快樂，也不需要身體一定是健康的。一般來說，當你內心感到滿足於你所擁有的，也許你所擁有的並不多，但卻願意與人分享，你便快樂。

也就是說，一個人並不需要擁有很多，才會快樂。

已經去世的名演員克里斯多夫．李維，去世前十年從馬上摔下來，脊椎受傷，脖子以下癱瘓，要用呼吸器維持生命，他說：「很幸運，我的腦袋沒有傷。」所以他用腦袋助人，幫助其他脊椎癱瘓的病患，他寫

作，還執導了一部電影，他很快樂。

我自己罹癌後，雖經手術、電療、化療，仍然無法把癌症治癒，反而產生數不清的合併症，身體百孔千瘡，但是，四十多年來，我與癌症和平相處之餘，我工作、寫作、演講、幫助其他病人，我也很快樂。

所以，不快樂的人，如果先去自我反省，看看自己到底不滿意於什麼東西，有沒有比里斯多夫或者我那麼糟糕，如果沒有，便可以於內心深處，生出「我很幸運」的心態，便會快樂起來。

不過，要擁有發之於內心的快樂，卻必須要有東西想與人分享，分享之餘，便能共享快樂。或者心裡存有幫助別人的心，幫助完了以後，心裡甜甜的，也很快樂。

記得小時候，晚上在田間捉到一隻螢火蟲，趕快回來向所有其他小朋友獻寶，大家都在嘰嘰喳喳的時候，我自己簡直快樂到昏頭。

幫助別人的對象也不一定是「人」。我最常做的一件事是早上去爬山，看到橫跨在馬路上的蚯蚓，我會把牠撿起來，放到路邊的泥土堆裡，讓牠不要被車子壓死，我也嚐到助人的快樂。

還有人在幫助流浪狗、流浪貓，帶牠們去結紮，或者收養牠們，這些有愛心的主人們，都很快樂。好友佩芳就曾告訴我，她收養了一隻流浪狗，要養牠、要帶牠看醫師、要每天遛狗，很累，也很花錢，可是，只要看到小狗那副滿足的樣子，她就很快樂。

在台灣，幫助別人的慈善團體很多，找因緣參加一個，就可以跟著大家去幫助別人，不管是幫助老人洗腳，幫助獨居老人整理居家環境，或者是幫助病人翻個身，你都會感覺到自己還很有用及自己很幸運的心態，於是快樂起來。

不過，這些幫助別人的事情，都還是短暫的，做完了，就過去了。也許快樂一下子，又恢復原狀。要持續快樂下去，有沒有可能？

當然有！原來幫助別人的心，可以是長遠的，而且可以訓練出來。

要快樂一輩子，就從練習慈悲心開始

《世界上最快樂的人》，既是一本書的書名，也是詠給・明就仁波切的新頭銜。

從童年開始，恐懼感與焦慮感就不斷困擾著詠給・明就仁波切。他說，每當身處陌生人群之中，他就會心跳加速，冷汗直流，一直想逃開並躲起來。一直到十三歲，他開始密集練習禪坐，坐了一年多，終於把這個問題解決了，而且變得很快樂，很愛笑。之後，並沒有間斷他的密集禪坐，卻增加了佛法的修持。從二十三歲開始，連續十年，他都在周遊列國地教別人禪坐，對象是什麼人都有，也不限於佛教徒。教禪坐的同時，他也教別人快樂。

他有很多科學家朋友，有一次，他便被邀請到美國一個神經科學實驗室去做測試，看看他的快樂指數有多高，也就是要看看他有多快樂。一般人經過這個測試，如果快樂指數比平均高出百分之十至百分之十五，就已經相當快樂了。詠給・明就仁波切在進入禪定狀態時，他的快樂指數竟然躍升到百分之七百多，起初，工作人員還以為是機器故障，澄清之後都覺得不可思議。於是，詠給・明就仁波切就名正言順地頂戴上這個新頭銜——世界上最快樂的人。

有人問他：「你是怎麼辦到的？」

他說：「慈悲心一起，就這樣啦。」

而且，他指出，透過他的禪坐方法練出來的慈悲心，就會是長遠的，不會中斷的。

想不想做個快樂的人？甚至快樂一輩子的人？那就開始練習慈悲心禪修吧。給你的身體一個機會，也給你自己一個潛能發揮的機會。

第五節／謙受益

多年前，有一天在台大醫院的研究室內，當我正聚精會神地遨遊於顯微鏡下的細胞世界時，突然聽到有人在叫我。

「李醫師，還記得我嗎？」

我抬頭往研究室門口的方向看去，不覺被眼前的景象給呆住了。門前站著一個大男生，牛仔衣褲打扮，卻在胸前套著一個袋鼠式的、前面有拉鍊的袋子，裡面裝著一個小娃娃。

他看我一直沒有說話，以為我已經忘記了他是誰，於是趕緊自我介紹：「我是你的學生〇〇〇。」

在台大任教這些年中，因為我自己本身來自香港，算是香港僑生，所以學生中凡是僑生，都與我特別親。因為我是過來人，知道他們的困境，也知道如何幫助他們。因此，他們即使畢業回僑居地或轉到異地留學、就業，回台灣時都會到台大來找我、敘敘舊。

他告訴我，畢業以後在台灣停留了一年，結了婚，便帶著太太出國了。目前，他已在美國執業；這一次是回來渡假，讓岳父母疼疼這個四個月大的外孫。

他進來後，把手上的包包放下，一邊說話一邊拉開拉鍊，把娃娃放下來。好一個健壯漂亮的娃娃。

接著，他還熟練地替娃娃換了尿布，再餵牛奶。娃娃在他手上，不但乖乖巧巧，而且顯得很服貼自在，可見他對照顧嬰兒已經是老手了。

我問他：「你太太好嗎？」

他說：「她在讀書，正在準備考試。」

我驚訝地說：「你的意思是說你太太還在美國，而你卻一個人帶著娃娃回台灣來的嗎？」

他說：「沒錯，我已經把娃娃帶到香港去兩個星期，讓我的父母看過，現在才到台灣來。」

他停了一下接著說：「其實，小孩從小就是我帶的，因為太太要讀書，功課很緊，而我，下班便沒事了，而且帶小孩也蠻有趣的。何況，讀過醫科，這也不過是實習而已。」拿自己的兒子來實習，他的表情可得意得很。

「兒子跟慣了我，都不肯跟別人，所以回來後，辦事及看朋友也都只好帶著他，這倒是唯一的不便。」他到底是招認了一些煩惱。

我們在討論爸爸帶孩子這一件事情的時候，他告訴我，美國有很多城市，都設有「準父母教室」，讓懷孕期中的準父母一起去參加。在教室裡，大家才了解，原來女人和男人一樣，沒有經過練習，是不會給嬰兒洗澡、換尿布及餵奶的。經過學習，如果丈夫學得認真，加上愛心，帶起孩子來，說不定還會比太太帶得好。

近年來，台灣的醫院，也已紛紛開設「準父母教室」，讓準父母們有機會事先學習。

以前在台灣，爸爸帶孩子是很罕見的事情，可是情況已經逐漸不一樣了。一來女性就業率大增，忙於工作的媽媽不少，帶孩子的事，爸爸也就沒有辦法不插手了；二來外籍新娘大增，這些準媽媽有些教育程度比較差，有的語言不通，都需要做丈夫的出手幫助，才能把孩子帶好。

以前在台灣，爸爸帶孩子去遛公園會有點不好意思，現在，也已有越來越多的爸爸們，把孩子帶出去玩，然後三五成群、正經八百地在討論「帶孩子的事情」了。

放下身段也就是謙虛，幫助別人也能幫助自己

爸爸放下身段，去替媽媽分擔帶孩子的責任，不但孩子覺得安心、可靠，媽媽在喘一口氣之餘，一定充滿感恩，以後回饋給家庭的，也一定會更多。何況，爸爸帶孩子一定不會白帶的，不但學到很多媽媽經，學到很多額外的經驗，與孩子的親子關係，也一定比較親，溝通管道暢通。同時，帶著孩子，充滿慈悲，這樣的爸爸很少會去為非作歹，於是為孩子樹立了好楷模，孩子長大後也不容易學壞。

現在社會有很多不良少年，如果鼓勵爸爸都去帶孩子，也許是解決這種現象的好辦法。

這種爸爸放下身段，讓妻子、小孩獲得更多的幸福，也等於在替家庭造福。如果，能把放下身段的精神擴展出去，就可以造福更多的人。

在台灣，我看到最令我感動的放下身段的例子，便是宗教團體的環保義工。那些環保義工的背景，也許曾經叱吒一時，或是現在仍居高位，但是他們放下身段，沒有了身分地位的高低，一樣穿著制服，騎著車子到處撿收別人眼中的「垃圾」。可是，他們不認為自己是撿垃圾的，而是環境保護者；他們也不認為撿來的是垃圾，而是回收的資源，所以都非常專業、非常專注地分類、包紮與運送。

若你把不要的東西給他們，他們不但面帶笑容地收下，還給你說聲謝謝。看到他們的身影，我便不由自主地感到慚愧、感恩而更加惜福。

所以，放下身段不但是放下身段的那個人得到利益，還可以是身教，影響周遭的人，甚至影響社會、乃至國家。

放下身段也就是謙虛，我也深深體驗到。

當我剛從國外回台大任教時，我發覺台灣的學生有一個通病，很會讀書，很會考試，卻不會開口問問題，甚至不會在教室裡用嘴巴答問題。這個現象，與國外的學生比較，差距實在太大。

當時我想，學生的可塑性是很大的，那麼，你不問，我問。所以，我上課時，就常常問問題，不答，我就點名問，逼他們開口答，讓他們多一點機會學習，久而久之，也許反應就會快一點。不然一旦到國外去，是會很難適應的。

後來我發現，用咄咄逼人的態度，效果並不好，所以，我一直在調整我的態度。用誘導的、用鼓勵的、用商量的、用選擇的……等等方法，來克服他們怕答錯的心理，才稍稍有學生願意張開尊口。

多年後有學生告訴我：「老師，您知道您當年多麼嚴肅，我們最怕上您的課，現在，可慈悲多了。」

「你不敢說我當年很兇吧！哈哈哈哈。」

近年來，我已經隨時都可以與學生一齊坐在地板上聊天，談問題。他們看出我的善意，開口問問題時，就自在多了。因此，很多學生後來都成了我的朋友。

越謙虛，越具足善意，受益最多的，居然是我自己，是我在成長。

謙虛等待，耐心陪伴，生活各個面向都會進步

加入婦女新知，帶婦女成長團體，是另一個特別的經驗。我發覺，婦女問題比起以往我所遇到的學生問題及癌症病人問題，實在要複雜得多。不過，同時我也學到，誰也沒有辦法去替誰解決問題，真正去解決問題的，只有那個把問題提出來的人。因為只有她知道怎樣解決，她才放得下，解決到什麼程度，她才滿意。我們都只是在旁邊敲邊鼓，陪著她並鼓勵她前進而已。

我學習到等待。明明知道她在某個地方轉個彎便會有所改善，可是時候未到，明說反而會起反作用，於是只好慢慢等。我也體驗到，原來

知而不說地耐心等待，並不是一件容易的事。所以我往往都只做擦窗子的工作。

每一個人都具有多種能力與個性，有好有壞，就好比一個具有很多窗子的房子，如果得到適當的鼓勵，好的窗子會越來越亮，好的個性與能力，得到發揮的機會，潛力往往不可限量。如果不去擦那些負面感覺的窗子，久了，這些窗子便失去光亮，這些感覺便不再能夠影響生活。人得到肯定，覺得被愛，自信就來了，因緣成熟，她自己就把事情給解決了。

我什麼也沒做，最多只有鼓鼓掌而已，可是卻學到了謙虛地等待的工夫。

陪伴病人成長，我的經驗就多了。我的病人中，除了癌症，還有各式疑難雜症，甚至有些是還沒有生病，只是想把健康經營好的。除了特別問題外，大家大致都是從改飲食、改生活與做各式運動下手。不過因為遷就體質，每個人的方法與進度便會有所不同，甚至需要時時調整，才會更容易看到進步。

因為我也是病人，所以與其他病人的關係，很快便變成了戰友，我們不但彼此鼓勵，還彼此交換資訊及交換心得。我發覺，我越謙虛，我學到的便越多，進步也更明顯。因此，我的健康狀況，現在仍在不斷進步中。

似乎，我在幫助別人，別人卻也幫助了我。

所以，謙受益。

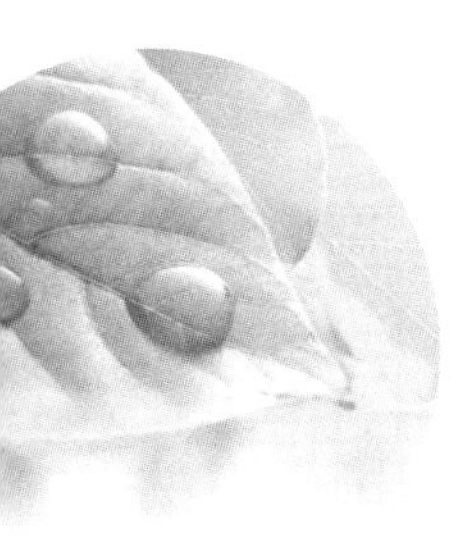

第六章

活力久久，惜福知足、走也自在！

第一節╱要身體健康

年紀漸漸大了，如果要生活有品質，要不依賴別人，身體健康是最基本的條件。

我很幸運，二十五年前最後一次住院時，看到了西醫的極限，於是發誓不再住院。果真，二十五年來，我不但不曾再住院，沒有看過西醫，不曾做過癌症追蹤檢查，不曾吃過一顆西藥，包括維他命丸。我的身體不只「堪用」，而且越來越好，還可以做很多事。

老，沒有年齡的界限

很多人以為，老人的問題與我無關，我還年輕，等我老了，才來關心這些問題。殊不知時間過得飛快，轉眼之間，十年二十年便過去了。何況，要老的時候身體好，必須年輕時就開始經營，如果等到老了才開始注意，也許已經一身毛病，要過得好就得大費周章了。所以，老人問題不只是老年人的問題，更應該是年輕的時候就開始關心的問題。

到底多大年齡叫做老？其實並沒有一定的界線。有些人才三、四十歲就已經頭髮白了，老態畢現；有些人則活到七、八十歲還活蹦活跳，一點老態都沒有。

我記得讀大學時，有一次隨一位同宿舍的同學去他雲林鄉間祖母家玩，他祖母家種了很多水果樹。當我們看到樹上那些成熟了的水果，顏色與香味都那麼誘人，口水就一直往內嚥，一群小夥子正在研究怎樣才能把樹上的水果摘下來時，祖母看到了，二話不說，把拖鞋一踢，像猴子一般就爬到樹上，去搖那特定的樹枝，並叫我們在底下用籃子接落下來的水果。祖母乾淨俐落的身手，把我們震到了。你猜她幾歲？她已經八十五歲了！

我們面面相覷，只感覺到慚愧。我的同學告訴我們，他祖母爬樹這項絕活，已經由來已久，近年來，家人怕她出意外，已經嚴禁她輕易嘗試，今天，大概她看到我們想吃水果的饞相，終於忍不住又露了一手。

祖母這麼矯健的身體，可不是到老了才開始練的，這可是從年輕時天天在農地上工作，日積月累的成績。

人愈勤勉勞動，就愈健康

多年前，有一個日本電視採訪團，花了七十天的功夫，採訪了三個世界出名的長壽村，就是蘇聯的高加索地區、巴基斯坦東部山區中的芬札村及南美洲厄瓜多爾的畢路卡邦巴。蘇聯境內據說有二萬多名百歲人瑞，而高加索地區就占了五千人。因為老人太多了，當採訪人員問當地人，多老才能叫老人，他們的定義竟是「一百歲才能稱為老人」。

採訪到的老人中，年紀最大的是高加索的一百三十二歲霍西老丈，可是他看起來一點不顯老，還是照樣工作、作農事。他八十歲結婚時，新娘子才十八歲，今年新娘子已經七十歲，在老丈眼中，她還是個小姑娘，而老丈說他最快樂的記憶是結婚典禮的那一天，他的最後一個孩子出生時，他已經超過一百歲了。新娘子眼中的丈夫，最值得她稱讚的，竟是老丈的勤勉勞動。

勤勉勞動可不是個案，採訪人員在這三個長壽村採訪時，印象最鮮明的是這些老人勤勉工作的姿影。在高加索，一百多歲的老人揮著大鐮刀割牧草，茶田裡，老人中氣十足地唱著歌採茶；在芬札，一百零八歲老人還流著汗種茶，一百零五歲老人還挑著擔子上坡道；在畢村，一百一十八歲的老人在築田堤，一百二十五歲的老婦人還在收割甘蔗。這些老人們，過的都完全不是養尊處優的生活。

這三個長壽村的人，都是務農為生，每天都有很多農事可作，也無所謂退休，所以，即使老了，只要能動，就可以付出，對家庭對社會作出貢獻。越覺得活得有價值，又會越勤勉勞動，於是身體越好，壽命也越長。

可以看出，勤勉勞動的人的身體，比較健康，也比較不顯老。現在我們大部分的人都居住在都市裡，又有退休制度，有勤勉勞動的動機的，實在太少了。

自動自發鍛鍊身體，降低生病機率

台灣的老人越來越多，已經是看得到的現況，政府也已經在很多方面做努力，來迎接這一個趨勢，不過，另一現況也很真實，真正健康的老人，仍然不多。

只要去大醫院的候診室瞧一瞧，老人數目之多，慘不忍睹。在健保門診，則最常見的是一群已退休的老人，他們今天掛內科，明天掛骨科，後天掛復健科，每天的毛病都大同小異，卻老是看不好。

在榮總的門診，則是另外一番景象。很多外省籍退休軍人，他們獨身在外，身體有了毛病，心理影響特別嚴重，於是也會今天掛內科，明天掛神經科，後天掛精神科，但是，毛病也是老好不了。

榮總門診有一次舉辦敬老活動，活動之一是讓八十歲以上的老病人隨到隨看診，不必抽號碼牌按順序看診，結果秩序大亂，怨聲連連，只好馬上停止這項優惠。原因是，八十歲以上的老年病人實在太多了。

台灣目前的另一個現象是美容中心越來越多。拉皮手術、電波拉皮、雷射去斑、去皺紋、注射玻尿酸、注射肉毒桿菌……等等的廣告到處可見。相關藥物的銷路非常活絡，威而剛的廣告更可以在非常顯眼的地方就看得到。

這可以看到，有很多人老了，卻不想老，以為用這些方法，可以把青春留住。留得住嗎？當然不成，花了巨額的金錢買來的，都是假象，還是非常短暫的假象。而且，身體或皮膚，經過了手術或者藥物的蹂躪，一定留下傷疤，一旦真的老起來時，會老得更難看。

可喜的是，如果你早上起個大早，到任何一個公園走走，必定可以看到成群成隊的老人在那裡運動，或者走路、或者跑步、或者跳舞、或者打拳、練功夫……。這些老人，才是真正追求健康的老人，他們自動自發地鍛鍊身體，如果持之以恆，生病的機率就會降低很多，生活品質

就會不錯。

老是一定會來，躲不掉的。能躲也只能躲一時，終究還是要面對，所以不如早早做準備。

用小啞鈴或夾球，讓鬆垮肌肉變結實

沒有機緣勤勉勞動的人，只好以運動代替，不過，為了身體健康，又要把健康維持下去，運動可是一輩子的事。幸而，為了維持身體健康所需要的運動量是固定的，如果運動成了習慣，每天去動一動，不需要額外花精神，便可以維持住身體的健康。

不過，老年人的身體彈性，到底比不上年輕人，所以，運動方法的選擇上，絕對不能有風險，因為萬一受個傷，體能的衰退，會比年輕人嚴重太多，補好久都不一定補得回來。

譬如，老人就最怕摔跤，這一摔下去，如果骨折，情形就非常嚴重。即使沒有骨折，需要休息一陣子。這一陣子沒法運動，體能就會降下來，甚至影響生活。

幸虧運動這個東西，是什麼時候開始都可以。這一秒鐘我決定要開始運動，有了方法，運動就可以開始。如果持續下去，體能就會改善。

美國有一位老太太，八十八歲，手指罹患關節炎，屈伸困難。由於社區附近有二位老太太遭謀殺，她想練練身體防身。這個同時，她又在附近的老人中心看到了跆拳道表演。第二天，她便毅然的到附近一所跆拳道訓練班報名參加訓練。

家人全不看好，教練也說她像個活標本，最初踢腿時，還頻頻要教練扶。但是二十個月以後，這位銀髮老太太卻晉級黑帶，是該級中年紀最長的一位。這之後，她不但不怕上街，手指頭變得很俐落，背也挺得像旗桿一樣直，還頻頻被邀上電視節目。

有一個九十一歲老太太，在髖關節骨折後開刀，髖關節附近裝了許多釘子，這一下子，簡直使她舉步維艱。但她很幸運，她接受了一個重量訓練課程，做腿部推舉與腿部屈伸的訓練，一週三次，一段時間以後，她便可以不用別人的幫忙，自己走路，甚至可以踩固定腳踏車。這麼一來，她說她覺得自己不但體力變好了，心情也變好了，從裡到外都感覺棒極了。她也說她會繼續練下去。

有一個養老院，針對衰老、虛弱的老人，鼓勵他們每週做三次重量訓練，做一段時間以後，很多老人已經可以走路時丟掉拐杖，不能自理生活的，可以自己穿衣、洗臉、梳頭、吃飯……，老人自己都覺得很有成就感，都願意繼續練下去。而且持續練下去的頻率，只要一週一次或兩次就夠了。

其實，重量訓練就是練肌肉，也可以不靠健身房的舉重器材，只靠一對小啞鈴（約一公斤重）或者夾球，在家裡自己做就可以。只要有方法，把鬆垮垮的肌肉練到結實，靠的就只是時間與毅力而已。

怎麼樣？要老又健康，其實也不難吧。

▲舉啞鈴：(1)手拿啞鈴，右伸，平舉與地平行。
(2)手拿啞鈴，前伸，平舉與地平行。

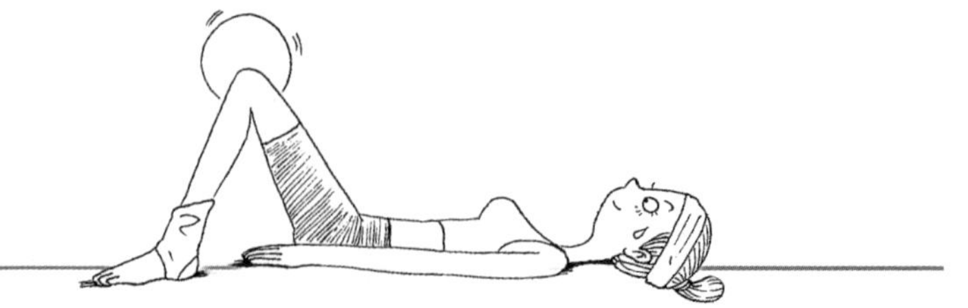

▲夾球：躺在地上，雙膝曲起，兩腳掌貼地打開，中間放一顆球，運用雙膝靠攏的力量，將球夾緊。

第二節／要心理健康

人老了，體力不可能不衰退，但是，心靈卻能繼續成長，智慧也可繼續累積。所以，老年其實是人生的黃金時代，也是人生的豐收季節。

然而，如何讓自己老得自在、老得有智慧，卻需要事先做準備。

老王遇到一個很久沒見面的朋友，朋友關心他退休之後日子過得好不好，並問他：「你的孩子中，哪一個最孝順？」

「老六最孝順。」

「你不是只有五個孩子嗎？什麼時候多了一個老六，難道……。」

「哈哈哈，不是啦，我的孩子是只有五個，老六是指我的銀行存款，我隨時需要就可以去提，所以我說它最孝順。向孩子要錢，卻不一定要得到。」

老了，退休了，要安心過日子，經濟規劃非常重要。

經濟獨立，才能安心自在過日子

以前的社會，都認為養兒防老是天經地義的事，老人家其實也都喜歡跟兒孫住在一塊，可是，事與願違時，也要看得開，但是，經濟一定要能獨立，有自己的經濟來源，才能做到第一步：心安。

要經濟獨立，最好年輕時就開始做準備。有一個工程人員，他知道自己的工作不能做一輩子，儲蓄又有限，於是他便利用工作之餘去進修，結果考到會計師執照，他的第二專長便可以養活他的下半輩子。

另外一個不良於行的老人家，他沒有讀過什麼書，做苦工退休後，走路都不方便，還得坐輪椅，孩子們的經濟也不寬裕，所以生活很苦。

有人勸他去做資源回收，但告訴他態度一定要良好，這樣可以燃起別人的同情心，才會有人願意幫助他。果真，當他推著他的輪椅，拖著個大籃子在路上走，笑瞇瞇的對待每一個人時，路人與店家都願意把不用的瓶瓶罐罐及紙類資源送給他。他把東西分類後再拿去賣，一個月的收入，不但足夠應付他省吃儉用的生活，還有餘錢給他的孫子做零用錢及幫助一些比他更窮的人。

人老了，要過得自在，還有一個很重要的條件，就是要能獨立過日子。所謂獨立，就是自己可以照顧自己，不需要過份依賴別人的意思。

我有一個好朋友，本身很獨立。她先生是一家公司的高階主管，退休前，因為工作忙，所有身邊瑣事，都由太太打理。要退休了，太太召開家庭會議，兒子們通通參加，一致建議老爸退休之後的第一件大事是學做家事，包括買菜、煮飯、洗衣服、拖地板……。他享受慣了，雖然有點不甘願，可是好像不得不配合。在家人分分秒秒的鼓勵聲中，他斷斷續續出了不少醜，但是學成功了。現在，兩夫妻可以每天各自有各自的活動項目，卻可以自在來去，不需要緊緊黏著，可是在一起時，又可以分享彼此的樂趣，兒孫回來時，老爸還可以入廚表演一番，生活過得很愜意。

我的朋友告訴我，這麼一來，即使她隨時走了，她也比較心安。另一個朋友的情形則剛好相反，太太得重病去世了，留下來的丈夫竟然是個生活白痴，什麼都不會做，又不肯虛心學習，事事仰賴別人，可是別人能幫的到底有限，結果過的日子當然不好。

珍惜老伴，為對方想；疼惜老伴，不要吵架

年輕的時候，我們對很多事都認為理所當然該如此，譬如認為先生就該出去賺錢養家，太太就該做家事……。可是人老了，這些理所當

然的事就不一定那麼可靠，因為人老了，就會有人生病先走了，那麼，剩下來的那一個如何能把以後的日子過好，還是需要事先規劃，一般來說，會獨立生活的人，即使老伴走了之後，會比較快就能走出哀傷。如果兩人的感情太好，或者彼此依賴很深，剩下的那個，要重新適應生活，會比較困難。

因為一切變得不那麼可靠，所以珍惜現在所擁有的，變得很重要。不但要珍惜老伴，而且要疼惜老伴。怎麼珍惜法？就是事事要為對方著想，事事尊重對方，這麼一來，即使任何一方先走了，也會覺得毫無遺憾。像我的好友幾乎是用強逼的，讓她先生學做家事，其實也是出於為對方著想的用心。

疼惜老伴的首要原則是不要吵架，一般認為「老來吵」是正常現象，但是，吵架本身就已經傷身又傷心了，何況人老了，身心都越來越經不起打擊，應該早早就學著去改掉這個習慣，對自己、對別人、乃至對老來時的健康，都是一樁好事。

疼惜老伴的另一個原則是同時疼惜老伴的家人，因為疼惜老伴是理所當然的，但是，很多人都對另一半的家人諸多怨言，引來彼此的不快，如果能夠愛屋及烏，對方一定心存感激，其實，回饋幾乎馬上就會回到自己身上。

根據研究，缺乏親人、缺乏朋友或者個性孤獨的人，不但心理比較不健康，身體也比較不健康。如果有親朋好友的情緒性支持，或者生活上的支持，不但個人的身心比較健康，還可以減緩老化的腳步。

也就是說，有較好的人際關係，對老人的身心健康，都有助益。

人際關係中最親密的一環，應該是家人。老人的家人，當然是兒孫輩了。如果與兒孫輩保持很好的關係，老人其實最受用。

不過，要與親密家人保持良好關係，還是需要先做一些心理建設。

首先是要認清自己的極限，然後知道什麼時候放手。

陪過小孩子玩腳踏車嗎？剛開始時，小孩子害怕，大人要在後面把車子扶穩，慢慢小孩子抓到了平衡感，膽子也大了時，大人就得放手，即使小孩一個失神，摔了下來，他也會自己爬起來，再繼續練習，就成功了。

人老了，體力有限，不可能再像年輕時那麼拼，保本比較重要。所以學會去體認自己的極限在哪裡，不管是事業、是家事……，都是一樣，需要及時放手，把成長的機會讓出來，否則反而成了後輩的障礙。

及時放手、學習尊重後輩，把成長機會讓出來

然後，要學會尊重後輩，不要老做老大。年輕時，家長當然是老大，說話算話，可是人老了，當家的人變了，如果老人家還堅持要做老大，就會容易起衝突。要體認到年輕人需要成長的機會，老人是越放

下，越自在。

還有一點非常重要，就是人老了，可以不生病，卻必須要面對死亡，親人的死亡，更是躲不掉，學會看開，把親情放下，日子才好過。

有一位老太太，老伴走了以後，她把骨灰放在家裡，天天煮飯跟他一起吃，天天彈琴給他聽，一年了，還樂此不疲，家人看了實在心疼。如果事先就做心理建設，她會比較快就走出哀傷。

人老了，珍惜朋友也很重要。老伴也許有一天便生病了，便去世了，但是，如果身邊有朋友，尤其如果有可以信託的好朋友，日子也就比較容易過下去。

而且結交新朋友，也很重要，最好交往的朋友中，不僅限於同年齡層的朋友，也要有不同年齡層的朋友。這麼一來，才不會因為好朋友一個一個死去，而又變得很孤單。

不過，交朋友與夫妻不一樣，夫妻是既然結了婚，有了小孩，那就

不管對方個性變得怎麼樣，都得全盤接受，並互相體恤，互相容忍，一直到老死。但是，朋友是互動的，覺得你值得交往，便交往下去，覺得你不值得交往，那麼友情便會淡下去。

把固執個性修一修，結交不同年齡層的朋友

現在很多老人家，往往一見面就說他自己的當年勇，當年怎樣怎樣，說個沒完，聽的人聽了一百遍，還是同樣的故事。這種人如果不早早自我反省，學習閉住尊口，然後學習聽別人說話，朋友都會跑光光。

固執是另一個老人家常犯的毛病，什麼事情都以自己的主張為是，別人都不對。這麼一來，就很難與別人相處，朋友的容忍度有限，也會把朋友嚇跑。如果想要建立好的人際關係，如果想要朋友，那麼，早早自我覺醒，把自己的固執個性修一修，後面的路才會比較好走。

如果老人能夠先把自己照顧好，也能夠用同樣的態度去照顧別人、幫助別人，與關心別人，朋友也就會越來越多。

如果老人也能夠用照顧別人、幫助別人與關心別人的生活態度去回饋社會，智慧就會更開展，人生歷練會更豐碩，心靈會更成熟，生活自然會變得更豐富而滿足。

第三節／要讓自己變有用

陳媽媽已經病很久了，先是肝炎，然後轉變為肝硬化，最後竟演變成肝癌。

在台灣，因為地域性的關係，這樣的病例相當常見。而且如果肝硬化的情形嚴重，發現肝癌時往往已經不能用手術治療。

陳媽媽的情形便是如此，所以發生肝癌一段時間之後，便開始產生腹水。

腹水一開始，量不是很多時，不會怎麼難過，只是覺得肚子越來越大。可是，當腹水增加到相當時，便很受不了，因為體力會下降，走動會不方便，而且會心跳加快，氣喘如牛，這時便不得不尋求治療了。可是醫師的治療也是治標的，只能把腹水抽掉一部分，減輕症狀而已。

陳媽媽目前的治療便是如此，反覆的住進醫院，做檢查，抽掉一部分腹水，然後出院回家。

不過看在陳爸爸的眼裡，陳媽媽的狀況還是逐漸地走下坡，他心中充滿不忍，也很焦急，不知道該怎麼做，才能真正幫上自己的老伴。

他打電話求我見一見陳媽媽時，我相當猶豫，因為在這種情形之下，我也似乎使不上力。可是，陳爸爸一直求，我被陳爸爸對老伴的真誠與摯愛所感動，我答應見他們一面。

做好事，日子愉快、自在、充滿歡喜

約會到的時候，陳媽媽是扶著牆壁走進來的，走得很慢，而且邊走邊喘地說：

「哇卑死啊、哇卑死啊！」（註：台語，「我快死了」）

陳爸爸一直扶著陳媽媽，一邊心疼地解釋說：「都是她，下火車時，我說坐計程車，她卻說：『李醫師書上不是說要運動嗎？而且北三門過來轉彎就到也不遠。』所以堅持走來，才會喘成這樣。」

招呼大家坐定，氣平下來，陳爸爸侍候老伴喝了一點水，我才慢慢開口：「其實，你先死還是我先死還不知道，說不定等一回你們坐上火車還沒到家，我這邊下班走在路上便被車子撞到，碰的一聲就比你先走了。」

他們都睜著一雙瞪得很大的眼睛定定地看著我，沒有作聲。於是我慢慢說下去：「誰都不知道自己什麼時候死，但是如果事先便把死亡準備好，便會不怕死。」

我換了一個比較輕鬆的口氣說：「我不怕死，我時時刻刻都在做功課，因此深深相信，我往生的時候，阿彌陀佛一定會把我接去他的西方極樂世界蓮花池中。而且，我也不營墓，決定植葬。」

這個時候，陳媽媽笑開了：「我也早就把死亡準備好了，只是還沒有機會說出來而已。」接著陳媽媽很清楚地說明了她的多種計劃。

陳爸爸的臉色鬆開了，他終於開口了，他說：「我一直不敢開口談這一件事情，說開了，真好。」

這個時候我插了一個嘴，我說：「死亡準備好了之後，還有一件重要的事情。」

他們兩人同時很緊張地問道：「還有什麼？」

我說：「那就是從現在到死亡之間，要做什麼事情好呢？」

陳媽媽說：「對了，每天早上醒來張開眼睛就等死是很難過的。」

陳爸爸更激動，他說：「這就是我現在最主要的問題，每天絞盡腦汁，就是想不出什麼主意，可以使她生活過得比較愉快自在。」

我說：「只有轉移注意力，轉而關心別人，對別人做好事，看著

別人歡喜，自己的心也就會跟著充滿歡喜，這麼一來，自己身體上的痛苦，反而比較不覺得。」

陳媽媽喃喃自語地輕聲說：「做好代誌、做好代誌、做好代誌……」（註：台語，「做好事」）

陳爸爸卻一個拳頭打在桌面上，然後大聲說：「我知道要帶老太婆做什麼了。」

我連忙問他想到什麼，他解釋說他自己本來就有送善書給別人的習慣，這麼一來，他便可以帶著老伴一塊去做這件有意義的事情了，一天送一家也好。

他們真的就開始計劃起來了。

他們也似乎已經把生病的事情忘記掉了。與進來的時候比，兩人都似乎變成了另外一個人。

離開的時候，陳爸爸非常感激，說他知道路該怎麼走了。

陳媽媽則叮嚀老伴要買幾本《我賺了三十年》去送人，然後一邊走，一邊很有決心地說：「好，做好代誌。好，做好代誌……。」

陳媽媽在轉個念頭之間，使自己變有用了，剩下的日子無多，卻變得有意義了，於是也好過多了。

服務他人，感受自己的存在價值，把愛傳出去

林葉女士是痲瘋病人，十六歲被家人送去樂生療養院，後來雖然痲瘋病已經痊癒，卻因為家人害怕，不讓她回家，她在院中一住三十六年，在怨恨與自卑中煎熬。直到有一天，聽到一個演講，內容是不管身體多破爛，修理修理，一定還有用，而且做人「手心不要向上，而要向下」，也就是不要接受施捨，但懂得施捨。她豁然開朗，把辛辛苦苦存下來的錢都捐了出去，又義務替人帶孩子，最多時同時帶了十幾個。雖

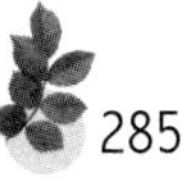

然她十個手指沒有一個完整，卻每天清晨就起來替小孩洗衣服、做早餐，再做午餐便當，還替他們做衣服。

她說：「剛開始時，我的出發點是給人方便，卻意外在服務別人中，感受到自我存在的價值，不再像過去般自暴自棄，而覺得自己的重要性。」因此，她深深感激那些給她機會做事的人。

最難能可貴的是，她還把這種精神，傳給她帶過的孩子。孩子長大了，有些已經結婚生子，但是，幾乎每一個都懂得幫助別人的道理。她生日時，孩子們都會回來給她賀壽，卻不帶禮物，只送紅包，目的是讓她轉手就可以捐出去，有時一捐就是二十萬元。

林葉女士也是一個在轉念之後便讓自己變成有用的人，而且作用還延伸到她帶過的孩子們。

許哲女士是另一個傳奇人物，她是新加坡人，今年已經一百一十歲，卻靠別人捐來的錢，建了很多所家庭式的老人院，希望幫助那些比她年輕的老人能夠安養晚年。

她七十一歲開始學瑜伽，目的是把身體保養好，可以做更多事。她的身體相當柔軟，前幾年來台時，還在廣慈博愛院等地作現場表演。同時，她還免費教人瑜伽，遇到初學者沒信心，她會建議，心能轉境，開心就不難。另外，她的生活極為規律，也很簡約，一天只吃一餐，她的目的是不要浪費時間。

最重要的是，她很開心，笑口常開。她說：「沒有太多的希望，就不會失望。我只要能做事，就開心。」

許哲女士的開心竅門，竟然是把自己變有用。

老年是人生第二個出發點，做好事讓生命更有意義！

要把自己變有用，現在管道非常多。目前台灣各縣市政府、民間團

體及宗教團體，都有為老人開設的各項學習課程，只要選擇性地參與學習，便會有機會學到健全的人生觀，甚至學到一技之長。因為個人生理會老化，但是社會面及心理面仍可以經過不斷學習而成長及發展，所以老年並不是人生的終點，而應該是人生的第二個出發點。

台灣的義工團體也非常多，有一些還相當有規模，具有完整的訓練課程及服務規範。只要人進去，跟著做，便會開始成長。

宗教參與也相當有意義，任何宗教信仰都能給予人心靈寄託與支持，參與宗教活動，可以跳脫人的自私與自我，提升個人修養，轉而關懷他人，改變生命意義，甚至活出新生命。

不過，上面所說的陳媽媽、林葉與許哲，到底只是個案，他們的成就，自有他們各自的因緣。而終身教育課程，義工團體及宗教團體，有些地方偏偏就是沒有，那要如何學習讓自己變有用，而且可以一直延續到老死呢？當然，有些人很有智慧，自己動動腦筋就想得出來，想不出來的，怎麼辦？

我多年前就開始構思，如果有一群人，身體沒有我當年那麼糟，心境當然越年輕越好，那麼，我們就可以一齊互相提供方法，互相激勵，善用自己身上的六十兆細胞，並把它們調理好，達到不生病的目標。然後，我們又可以用自己的經驗，提供給身邊的人，讓他們的身體也好起來，這麼一個事業，豈不是不只讓自己變有用，而且可以一直延續到老死了嗎？

第四節／要走得自在

美珠走了，走得很自在。

透支體力，就是在透支生命

美珠是我的多年好友，後來也變成同病的戰友，我們已習慣不時彼此關懷，彼此打氣。

在職場上，美珠是標準的女強人，事業心很重，處事果敢，同時做事喜歡單槍匹馬，獨斷獨行，連同行的男性，都對她敬畏三分。

只是，她也擁有所有女強人幾乎都具備的特質，說話很快，做事很快，而且很拼。

她說話的速度是，如果你不專注地聽，你就有可能串不起她的意思。對方如果是她的員工，就會惹她生氣。因此，只要她一開口，員工們就必須馬上放下工作，仔細地聆聽。這麼一來，只要她一進辦公室，氣氛便會變得很緊張。

我跟她相反，說話慢慢的，又不怕她生氣，又常常會當著她的員工面前怪她太兇，所以她的員工都很喜歡我，會把祕密告訴我，並常常要求我做他們之間的橋樑。

她做事的效率奇快，往往因為受不了別人的慢吞吞，一把把事情抓過去，親力親為。結果當然快，但是卻往往把自己給累壞了。

我以前做事的效率也很快，也會衝動到做事一把抓，但是，在得了癌症之後，體力大不如前，便不得不調適個性，慢慢學會放給別人做，學會忍耐別人的慢，學會讚歎別人的成果，更重要的是，學會在別人把

事情搞砸了之後，如何收拾殘局而不生氣。

我也曾把我的經驗告訴美珠，在生病之前，她都只是笑笑，顯然不很同意，到她也患了癌症之後，她卻說來不及了，因為生命有限，她想要完成的事情卻又那麼多。所以，她還是一樣的急躁。

她的拼也很要命，別人做事可能要三天，她卻可以在一天之內完成。當然，這是在透支體力，當體力有限時，便變成在透支生命。

我不只一次地警告她，終有一天會過勞死。她沒有過勞死，卻患上癌症，而且來勢洶洶。雖然她都很配合地進行各種非常痛苦的治療，病況卻一直沒有穩住的跡象。

臨終了，她卻又萬般不甘願接受死亡，她的家人終於向我求救了。

死亡只是往生，是生到另外一個處所

一般人對於沒有經驗過的東西，都會恐懼，需要有經驗的人向他解說，讓他放下恐懼，才能自在地面對。我雖然沒有實際的死過，面臨死亡威脅的經驗卻很多，加上我常常陪伴病人走過死亡，了解他們的心理變化，因此我知道，這個時候最有力的助緣就是宗教信仰。

很多人害怕死亡，是覺得死亡便什麼都沒有了、便結束了、便失去了，而放不下目前，不願意面對。如果知道死亡並不是結束，而是有去處的，死亡只是往生，是生到另外一個處所，死亡只是過程，那麼，死亡便變得不可怕，可以用平常心去看待，心情便會平和。

不管信什麼宗教，都有幫助。

我的同事李寧醫師因為陪伴她多年的小狗阿吉去世了，她非常哀傷，但是每次一想到阿吉現在已經在她虔信的上帝身邊，據她的描述，

阿吉現在的境況是快樂的，因為在上帝的世界裡，任何動物都是和平相處的，是不會互相傷害的，所以阿吉不會被老虎吃掉，不會有恐懼，因此，她的哀傷也就很快消散了。

我是佛教徒，我深信死亡是往生，而且當我勉力發願往生阿彌陀佛的西方極樂世界時，我臨終的剎那，阿彌陀佛自然會來接引我。其實，當我很痛苦時，每天晚上我睡下去時，真不知道明天會不會醒過來，所以我已習慣每天晚上睡前向阿彌陀佛祈求，懇請祂今晚就來把我接走。明天早上醒來時，發現竟然沒有死，心想：「好吧，既然沒有死，那麼，又再接一天病人的電話吧！」我的四十多年，便是這樣一天一天賺過來的。

同時，《西藏生死書》及其他有關死亡學研究的書籍，譬如轟動一時的《前世今生》與羅斯醫師的《瀕死經驗研究》等等，都很清楚地讓我們了解，死亡只是過程，死亡之後是有去處的，真的不用害怕。

一般人平常都不願意談死亡，這個時候如果貿然跟他談，他會反感，反而會把事情搞砸，所以只好守在床邊，或者只是握著他的手，表達情緒性的支持，等他願意談的時候才談。有些人是當死亡真的要來臨時，他想談，卻不知道如何開口，問誰、問什麼。我剛好有這一份職業性敏感，知道什麼時候說，怎麼談，加上我的專業素養與宗教素養，談起來很有信服力。

恭喜你！早我一步去西方極樂世界，我隨後就來！

美珠一向知道我的信仰，也認同我的信仰，只是太忙，還沒開始進入宗教領域卻得面臨死亡了。

這次見面時，我說：「美珠，你好勇敢，承受這麼多痛苦，一定消了無數業障。」

「可能，可是仍然不管用。」

「那麼，你已經知道了嗎？」我的意思是問她是否已經知道自己即將臨終。

「當然，我又不笨，遺囑我都已錄音完成了。」

「恭喜你，你要比我早一步去西方極樂世界了，那可是我每天晚上作夢都想去的地方。你知道嗎？我在西方極樂世界預訂了一朵蓮花，白色的，你要不要做我鄰居，在我隔壁預訂一朵，要什麼顏色？」

「隨便。」

「不可以隨便，藍色好不好？」我知道她愛藍色。

「好啊。」

「記得，當阿彌陀佛手上拿著一朵藍色的蓮花來接你時，你要馬上跳進去，阿彌陀佛便會帶你去蓮花池，那以後我們便是西方極樂世界學佛的同學。」

「同學？哈哈哈哈哈。」

她終於很滑稽地大笑起來，正在我們笑成一團的時候，護士小姐進來打針，很訝異於我們在笑什麼？

她強忍住笑告訴護士小姐：「我們是西方極樂世界的同學。」我們又談到不必再做無謂的治療與急救，美珠於是同意搬到安寧病房去。

接著我們談到念佛，她問我為什麼要一直念，我說一來心會安，二來這樣念著念著才能與阿彌陀佛相應。我隨手把我手上的念珠摘下來給她，她接住並問我：「念不出聲時，可不可以默念？」我說可以。她就開始撥動念珠並念起佛來了。

鬍鬚仔來了！
等好久ㄛ～
出發啦！
二年3班天國同學會
不好意思啦～

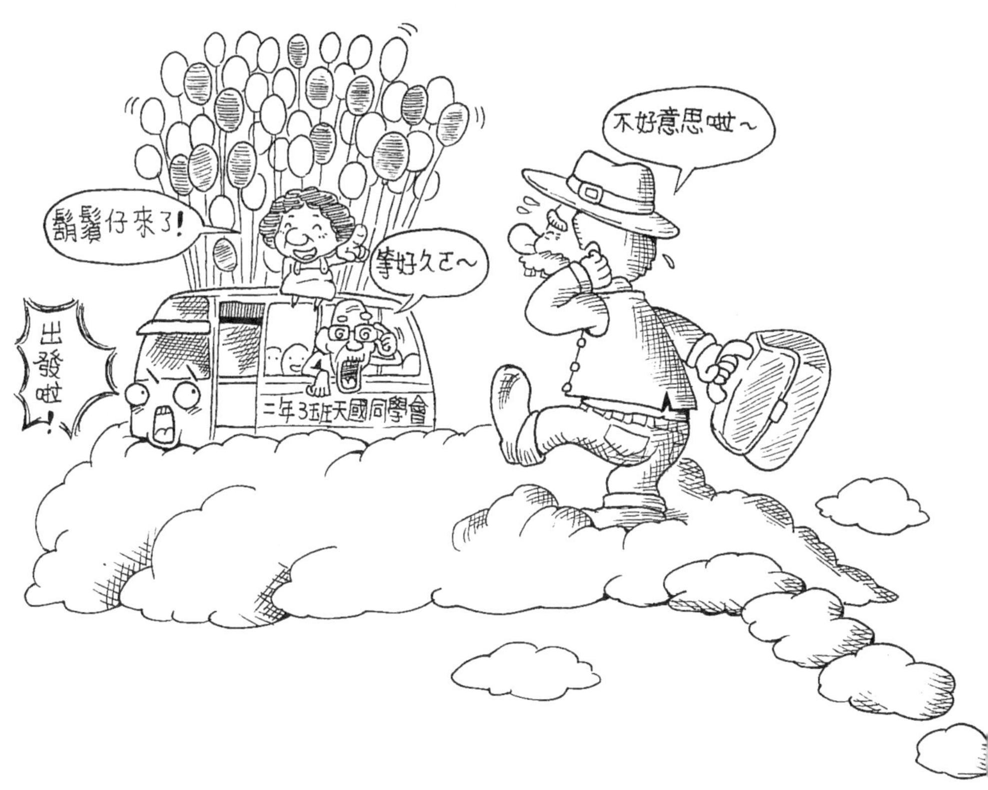

▲不要害怕死亡，先死的人，只是先一步到西方極樂世界去學佛。

我要離開時，她開開心心地跟我說：「同學，阿彌陀佛。」我說：「你先去，同學隨後就來。」

到了安寧病房，照顧變得很貼心，身體是舒服的，手上掐著念珠，心是安的，到第四天，她是在大家的念佛聲中，帶著笑意往生的。

現在的醫療院所，對待臨終病人，一律進行急救。這些急救是非常粗魯的，體外心臟按壓可能把筋骨壓斷；心臟電擊就像被雷電擊中一般，會整個人彈起來；氣管內插管是把很粗的管子硬塞進喉嚨內……。有些人命是暫時被救回來，卻會為了急救的後遺症，必須留在加護病房，而與家人分開，最後還是痛苦地死去。所以，人道的做法是自己作主，只要向醫院索取「預立選擇安寧緩和醫療意願書」填寫，完成手續後，資料會鍵入健保卡。即使臨終了，孝子賢孫堅持醫院救到底，自己又在昏迷中，醫院還是可以根據健保卡的資料，而尊重病人本人的選擇，不作急救，讓病人走得比較自在。

預做準備，臨終無障礙，走得自在

我先生慶榮的情形則比較特別，他是從生病開始就採用安寧療護的方式在照顧。

慶榮八十二歲以前，從來沒有生過病、沒有看過病、沒有吃過藥，也沒有用過健保卡。他生活極為規律，非常簡樸、早睡早起、天天爬山，幾乎不外食。

那年他八十歲，我們一群人去爬山，他又照慣例，一馬當先，當我們好不容易追上他時，我說：「真希望我八十歲時能像你這麼健康。」他很得意地豎起大姆指說：「我會活到一百歲。」那個時候，我還覺得那應該是理所當然的事。

可是，八十三歲這一年便開始不一樣了，有一天，他說他胖了，我檢查了一下他的身體，對他說：「老兄，你不是胖了，你是水腫，要不要去看看醫師，或者到醫院去做做檢查。」他斷然拒絕。

他拒絕的理由很荒謬，但他卻是認真的。他說：「醫院的醫師都是特務。」

自從他被打成政治犯，坐了五年牢回來，他便得了恐慌症，時時都覺得別人要陷害他。我這些年來與他相處，變得非常困難，只能事事順著他。

他生病不肯就醫，我也只能尊重他。我把醫師請來家裡看他，他也不高興。他的病況於是就自然地發展下去，慢慢地，他的活動能力越來越不成了，而我能做的，也只有把居家環境與飲食等等處理到他覺得比較舒服的狀態而已。一直到有一天，他早上要起床，怎麼撐就是起不來，我不敢去扶，因為我的肩膀已經扶到受傷了。我於是試探地開口：「該去醫院了吧！」他終於點頭。

在醫院裡，因為有許多專業的護理人員，對他身體的照顧比較周

到，他覺得比較舒服。可是，病況不樂觀，於是我堅持不讓醫師們做侵入性治療，並代他簽了臨終不急救意願書。住了十幾天，他慢慢地嚥下最後一口氣，走了，還算自在。

最近報載有一個老人，是客家人，沒有生病，那天，他把所有子孫都叫回家，還點名叫沒有到的要快點，到齊後，他換上整齊的衣服，然後站著拜天拜地拜祖先，表示謝天謝地謝祖先的意思，接著躺到床上去，在大家注視之下，走了。

這才真正叫走得自在。

可見，要真正走得自在，必須先做到臨終無障礙，這還是要早早就自己努力的。

來吧！讓我們一齊開始努力吧！

〔特別收錄〕

為生命喝采

◎林玉華

我是一個家有先天性心臟病童的家長；一個曾經被支持、陪伴過而深受感動的媽媽。這些年來，堅持自助助人、自愛愛人的分享理念，我無意中成為一位「笑笑功」老師，為促進心理健康而努力，和李豐醫師結緣，正是始於「笑笑功」的分享。

李醫師在我心目中，是個開悟的長者，擁有一顆赤子之心，堅持為利益眾生而努力，有著「能做多少就做多少」的雅量，她有著嚴以律己、寬以待人的仁慈，每天堅持運動、自我貼近、凡事慢一點，堅持身心靈的生命質感，相信人生有無限的潛能……，她說這一切不叫「禪修」而是「生活」，這種「實踐家」的精神，令我既敬佩、又感動。

多年來，我戮力在自助互助助人的工作上，用心學習、一路摸索，終於在李醫師的指引下，體會到：善待細胞可以活得更好，要愛人就要從關心自己開始，這才是真愛。

於是我特別邀請李豐醫師參與「關懷我們的下一代系列講座」，為現場觀眾進行演講，並提供當天的錄音資料附在此次《善待細胞，可以活得更好〔暢銷分享版〕》書中，讓更多當天無緣到現場的朋友，也能聽到李醫師的精彩演講。

期待我們的每位家長和孩子，也能向李醫師習得自助與自我貼近，讓內在心靈平安喜樂的力量源於自性，享受優質的生命品質，同時為社會資源共享而盡一份心力，在此祝福大家平安、喜樂！

（本文作者為中華民國關懷心臟病童協會輔導理事長）

✻特別感謝

「社團法人中華民國關懷心臟病童協會」提供演講錄音資料

協會簡介 社團法人中華民國關懷心臟病童協會，是由一群默默為孩子生命延續而努力的家長組成，宗旨在結合社會力量，喚起大眾對心臟病童的認識與重視。經常舉辦醫療講座提供病童家長專業知識管道，歷經了二十五個寒暑，透過無數的活動，鼓勵家長和孩子走入人群。在醫護人員協助下定期舉辦各項戶外活動，互助互勉，建立自信，除卻心中陰影，彼此交流撫育經驗，共同為讓病童能和一般孩子一樣正常、平安、快樂成長而努力。數不盡的支持、陪伴，感動生命的故事，就在你我身邊發生、生命的力量也因而在這裡成長而茁壯！

國家圖書館出版品預行編目資料

善待細胞，可以活得更好／李豐著.. -- 初版 .--
臺北市：原水文化出版：家庭傳媒城邦分公
司發行， 2010.10
面； 公分. --（悅讀健康系列；68X）
ISBN 978-986-6379-54-3（精裝附光碟片）
1.健康法
411.1 100005532

悅讀健康系列 68Z

善待細胞，可以活得更好[經典十年暢銷版]

作　　者／李　豐
文字校潤／丘慧薇
企畫選書／林小鈴
主　　編／潘玉女

行銷經理／王維君
業務經理／羅越華
總 編 輯／林小鈴
發 行 人／何飛鵬
出　　版／原水文化
台北市民生東路二段141號8樓
電話：02-25007008　傳真：02-25027676
E-mail：H2O@cite.com.tw　Blog：http:// citeh2o.pixnet.net
發　　行／英屬蓋曼群島商家庭傳媒股份有限公司城邦分公司
台北市中山區民生東路二段 141 號 2 樓
書虫客服服務專線：02-25007718・02-25007719
24 小時傳真服務：02-25001990・02-25001991
服務時間：週一至週五09:30-12:00・13:30-17:00
郵撥帳號：19863813　戶名：書虫股份有限公司
讀者服務信箱 email：service@readingclub.com.tw
香港發行所／城邦（香港）出版集團有限公司
地址：香港灣仔駱克道 193 號東超商業中心 1 樓
email：hkcite@biznetvigator.com
電話：(852)25086231　傳真：(852) 25789337
馬新發行所／城邦（馬新）出版集團
41, Jalan Radin Anum, Bandar Baru Sri Petaling,
57000 Kuala Lumpur, Malaysia.
電話：(603) 90578822　傳真：(603) 90576622

內頁繪圖／盧宏烈
版型設計／許瑞玲
內頁排版／浩瀚電腦排版股份有限公司
封面設計／許丁文
製版印刷／卡樂彩色製版印刷有限公司
初版一刷／2010年10月5日　初版 18 刷／2011年4月13日
增訂一版／2011年6月9日　增訂一版21 刷／2015年1月15日
修訂二版／2015年7月9日　修訂二版9 刷／2019年3月12日
修訂三版／2020年10月6日　修訂三版2.5 刷／2021年11月18日
定　　價／350元

ISBN 978-986-6379-54-3
EAN 471-770-210-827-4